Jose de Jesus Chirinos

Adherencia y Control al Tratamiento Hipertensivo

Jose de Jesus Chirinos

Adherencia y Control al Tratamiento Hipertensivo

En pacientes con Hipertension Arterial Sistemica

Editorial Académica Española

Imprint
Any brand names and product names mentioned in this book are subject to trademark, brand or patent protection and are trademarks or registered trademarks of their respective holders. The use of brand names, product names, common names, trade names, product descriptions etc. even without a particular marking in this work is in no way to be construed to mean that such names may be regarded as unrestricted in respect of trademark and brand protection legislation and could thus be used by anyone.

Cover image: www.ingimage.com

Publisher:
Editorial Académica Española
is a trademark of
Dodo Books Indian Ocean Ltd. and OmniScriptum S.R.L publishing group

120 High Road, East Finchley, London, N2 9ED, United Kingdom
Str. Armeneasca 28/1, office 1, Chisinau MD-2012, Republic of Moldova, Europe
Managing Directors: Ieva Konstantinova, Victoria Ursu
info@omniscriptum.com

Printed at: see last page
ISBN: 978-620-0-02216-5

ADHERENCIA Y CONTROL AL TRATAMIENTO HIPERTENSIVO

En pacientes con Hipertension Arterial Sistemica

AUTOR: DR. JOSE DE JESUS CHIRINOS

ÍNDICE GENERAL

Introducción

Las enfermedades crónicas no transmisibles (ECNT) representan uno de los mayores desafíos en el ámbito de la salud pública global. Dentro de este grupo, la hipertensión arterial sistémica (HTA) destaca como una de las patologías más prevalentes y de mayor impacto, no solo por su elevada tasa de morbimortalidad, sino también por sus consecuencias a largo plazo en la calidad de vida de los pacientes y los costos asociados para los sistemas de salud. Según la Organización Mundial de la Salud (OMS), la HTA afecta aproximadamente a 1.130 millones de personas en todo el mundo, y se estima que dos tercios de los afectados residen en países en vías de desarrollo. Esta condición se define como una elevación sostenida de la presión arterial sistólica ≥ 140 mmHg y/o diastólica ≥ 90 mmHg, medida en al menos dos ocasiones consecutivas.

A nivel global, la HTA es responsable de aproximadamente el 13% de las muertes anuales, contribuyendo significativamente al desarrollo de enfermedades cardiovasculares, accidentes cerebrovasculares e insuficiencia renal. En América Latina, la prevalencia de esta patología alcanza niveles alarmantes, afectando a cerca del 40% de los adultos mayores de 18 años. En Venezuela, el Estudio Venezolano de Salud Cardiometabólica (EVESCAM) reveló un incremento en la prevalencia de HTA del 30% en 2013 al 36,7% en 2017, lo que equivale a más de siete millones de personas hipertensas. Estas cifras reflejan un panorama preocupante, especialmente en regiones como Barquisimeto, estado Lara, donde la prevalencia local ha sido reportada como una de las más altas de América Latina, alcanzando un 24,7% según el estudio CARMELA.

El control de la HTA requiere un enfoque integral que combine el tratamiento farmacológico con medidas no farmacológicas. Esto incluye la implementación de cambios en el estilo de vida, como la adopción de una dieta baja en sodio, la práctica regular de actividad física, el abandono del tabaquismo y la moderación en el consumo de alcohol. Sin embargo, la adherencia a estos tratamientos representa un desafío constante, ya que está influenciada por factores como el acceso limitado a los recursos de salud, la falta de educación sanitaria, la complejidad de los regímenes terapéuticos y las barreras socioeconómicas.

Diversos estudios han demostrado que la falta de adherencia al tratamiento no solo dificulta el control de la presión arterial, sino que también aumenta significativamente el riesgo de complicaciones graves, como enfermedad cardíaca isquémica, insuficiencia cardíaca, retinopatía hipertensiva e insuficiencia renal. En países en vías de desarrollo, donde los recursos son limitados y los pacientes enfrentan múltiples barreras para el acceso al tratamiento, las tasas de adherencia tienden a ser inferiores al 50%. Esto refuerza la necesidad de realizar investigaciones locales que permitan identificar los factores que afectan la adherencia y diseñar estrategias efectivas para abordarlos.

El presente estudio, realizado en el Ambulatorio Urbano Tipo II "Dr. Ramón E. Gualdrón", ubicado en la ciudad de Barquisimeto, estado Lara, Venezuela, tiene como objetivo principal evaluar la adherencia al tratamiento y el control de la presión arterial en pacientes hipertensos que acudieron a este centro de salud durante el período de junio a noviembre de 2023. Mediante una metodología descriptiva transversal, se busca no solo identificar patrones de cumplimiento terapéutico, sino también analizar los factores asociados a la falta de adherencia y su relación con el control de la presión arterial.

Los resultados de esta investigación pretenden aportar evidencia relevante que contribuya a mejorar la atención en salud para pacientes con HTA en la región. Además, buscan servir de base para el diseño de políticas y estrategias enfocadas en mejorar la adherencia al tratamiento, sensibilizar a los pacientes sobre la importancia de su cumplimiento y optimizar el uso de los recursos disponibles. Esto es especialmente crítico en el contexto venezolano, donde las limitaciones económicas y sociales imponen desafíos adicionales en el manejo de enfermedades crónicas como la hipertensión arterial sistémica.

CAPITULO I

APROXIMACION AL OBJETO DE ESTUDIO

A nivel mundial se ha evidenciado a través de diversos estudios que las enfermedades de índole crónica no transmisibles, constituyen una de las principales causas de muerte. Asimismo, las enfermedades cardiovasculares tienen una alta incidencia y morbimortalidad que acarrea grandes gastos a la población y a los gobiernos de las naciones, dado que son uno de los principales problemas de salud en la actualidad.

Las mismas se refieren a un grupo de enfermedades, que van a traer consecuencias para la salud a largo plazo; de la misma manera, conllevarán a un tratamiento y cuidados posteriores. Las enfermedades no transmisibles causan el deceso de aproximadamente 41 millones de personas anualmente, lo que se traduce en 71% de las defunciones en el ámbito mundial.

En relación a lo anterior, la principal patología cardiovascular crónica no transmisible a nivel mundial es la hipertensión arterial (HTA), definida por la Organización Mundial de la Salud (OMS) (2013), como "una enfermedad crónico-degenerativa controlable de etiología multifactorial que causa aumento en la presión arterial sistólica (PAS) por encima de 140 mmHg y/o presión arterial diastólica (PAD) mayor a 90 mmHg en dos tomas consecutivas".

Es por ello que, la HTA representa por sí misma una enfermedad y a su vez constituye un factor de riesgo para otras enfermedades cardiometabólicas, en especial la diabetes. De igual forma, la HTA puede causar daños irreversibles en órganos diana, los cuales son cerebro, corazón, riñones y retina a través de un proceso contínuo de injuria vascular. De esta forma, participa en el desarrollo de enfermedad vascular cerebral, retinopatía hipertensiva, insuficiencia cardiaca, infarto agudo de miocardio e insuficiencia renal secundaria a hipertensión arterial sistémica, enfermedades que sin duda alguna merman la calidad de vida de los pacientes .

En la actualidad, la HTA se clasifica de la siguiente manera según la International Society of Hypertension (ISH), Presión arterial (PA) normal cuando la sistólica es menor a

130 mm Hg, y/o la diastólica es menor a 85 mmHg; por otra parte, se conoce como PA normal – alta, a aquella sistólica que va desde 130-139 mmHg y/o una diastólica en 85-89 mmHg. Luego, se clasifica la HTA de acuerdo a 2 grados, HTA Grado 1 que va en el intervalo entre 140-159 mmHg para la sistólica y/o 90-99 mmHg para la diastólica y por último la HTA Grado 2 que abarca aquellas mediciones mayores o iguales a 160 mmHg para la sistólica y/o mayores o iguales a 100 mm Hg para la diastólica.

A nivel mundial se ha demostrado que hay 1.130 millones de personas con hipertensión arterial sistémica y cerca de dos tercios viven en países en vías de desarrollo. En las Américas alrededor de 250 millones de personas padecen de hipertensión arterial sistémica. En lo que respecta a Venezuela, desde 2013 no se conocen estadísticas oficiales sobre el tema por parte de los organismos oficiales de salud. El Estudio Venezolano de Salud Cardiometabólica (EVESCAM), realizado entre 2014 y 2017, encontró que la población con HTA subió de 30% a 36,7%, lo cual traduce 7 millones 400 mil venezolanos hipertensos.

En relación a lo anterior, resultados similares se observaron en la campaña venezolana May Measurement Month (2018), que incluyó una muestra de 28.649 sujetos, en la cual el porcentaje de personas con HTA fue de 48,4%, por lo que esta patología constituye una de las morbilidades más predominantes dentro de la población venezolana.

Dentro del grupo de las enfermedades crónicas, se afirma que la HTA representa una de las tres causas más importantes de mortalidad en el país, y cada año el porcentaje se incrementa, por lo que probablemente continúen creciendo las cifras antes mencionadas. En lo que respecta al estado Lara, según el estudio de CARMELA (2011), determinó una prevalencia de HTA en Barquisimeto de 24,7%, siendo la segunda más alta entre las ciudades Latinoamericanas estudiadas.

Fisiopatológicamente, la HTA, se basa en una disfunción endotelial, es decir un desequilibrio entre los factores vasoconstrictores del vaso sanguíneo (endotelinas y otros) y los factores relajantes (factor hiperpolarizante del endotelio, óxido nítrico). Se describe una disminución endotelial de la prostaciclina-PGI2 (vasodepresora) y aumento de tromboxano-TXA2 (intracelular vasoconstrictor). Por tanto, es el resultado de estrés oxidativo, mecanismos inmunológicos (inflamación), disfunción endotelial, fibrosis vascular y remodelado arterial.

Se han encontrado diversos mecanismos que participan en la regulación de la PA tales como el sistema renina angiotensina aldosterona, un sistema complejo que regula la contracción del músculo liso arterial y venoso, junto con la homeostasis del sodio y el potasio. Asimismo, se conoce el péptido natriurético auricular que provoca la reducción del volumen sanguíneo, por lo tanto, del gasto cardíaco y por consiguiente la disminución de la PA. Por otra parte, se tiene a las endotelinas que producen vasoconstricción a nivel arterial periférico lo que permite una adecuada perfusión y mantenimiento de la PA. También, está regulada por el sistema nervioso simpático, que permite el mantenimiento del tono vascular y con ello a mantener cifras de PA controladas.

Los valores de PA son consecuencia de estos mecanismos fisiopatológicos, existen diversos factores de riesgo que pueden alterar el funcionamiento de los mismos, entre los cuales se encuentran la predisposición por herencia familiar, obesidad, inactividad y vida sedentaria, tabaquismo, consumo excesivo de alcohol y estrés, los cuales repercuten de manera individual o en conjunto en el estado de salud del individuo.

En lo que respecta a la predisposición por herencia familiar, la hipertensión arterial esencial se considera como una enfermedad con patrón hereditario de rasgos complejos (herencia no mendeliana), multifactorial y poligénica que aparece como consecuencia de la interacción entre factores ambientales de riesgo y determinada susceptibilidad genética. Estudios familiares sugieren que el riesgo genético justifica del 30 al 40 % de la variación de la presión arterial entre individuos.

En relación al sobrepeso y la obesidad, un estudio encontró que un índice de masa corporal ≥ 25 kg/m^2 aumenta el riesgo de elevación de la PA en un 50%, además se asocia a una mayor mortalidad cardiovascular. Para reducir este riesgo, se debe incentivar al paciente a la pérdida de peso y para eso, se debe establecer un programa multidisciplinario que incluya modificación dietética, ejercicio regular y asesorías motivacionales. Todas las estrategias deben encaminarse a tener un índice de masa corporal entre 20 y 25 kg/m^2, además de una circunferencia abdominal<94 cm en hombres y <90 cm en mujeres según los puntos de corte de perímetro abdominal modificados para Latinoamérica.

Asimismo, el sedentarismo constituye uno de los grandes factores de riesgo que explican las proporciones epidémicas actuales de las enfermedades no transmisibles, en especial la hipertensión arterial. La obesidad y el sedentarismo son condiciones vinculadas intrínsecamente; juntas son responsables de un gran número de enfermedades crónicas y de la disminución de la calidad de vida. Dentro de las recomendaciones está la actividad física aeróbica, la cual disminuye hasta 8.3 mmHg de la presión arterial sistólica y 5.2 mmHg de la diastólica en pacientes con diagnóstico de HTA. Por ello, la OMS recomienda realizar actividades físicas aeróbicas moderadas durante al menos 150 a 300 minutos; o actividades físicas aeróbicas intensas durante al menos 75 a 150 minutos; o una combinación equivalente de actividades moderadas e intensas a lo largo de la semana, lo que se traduce en realizar al menos 30 minutos de actividad física aeróbica durante 5 días a la semana, hasta alcanzar 150 minutos.

Es importante destacar que, cuando se habla de actividades físicas aeróbicas intensas, se refiere a aquellas que aceleran la frecuencia cardíaca y respiratoria, algunas son, ciclismo en escalada o a más de 15 km/h, spinning, correr, gimnasia reductora/modeladora, baile con coreografía, nadar, excavar, uso de palas, manejo de maquinarias pesadas, carpintería, mudanzas, jugar al tenis, básquet y fútbol. De la misma forma, las actividades físicas aeróbicas moderadas, se definen como aquellas que hacen a los individuos respirar algo más fuerte que lo normal, tales como, ciclismo recreativo 9-15km/h, entrenamiento en circuito con esfuerzo moderado, baile de salón lento, caza y pesca, barrido lento con esfuerzo moderado, aspirar, pasar coleto, limpieza de pisos, barrido del garaje, movilización de productos de la casa livianos, cuidado de personas mayores, plomería, pintura en el exterior o el interior del hogar, agricultura, recolección de basura, sastrería, entre otras.

A su vez, el tabaquismo es un factor de riesgo de notable importancia en el desarrollo de la hipertensión arterial, ya que este aumenta las cifras de presión arterial y de frecuencia cardíaca mediante un número de efectos hemodinámicos y vasculares, causados por la nicotina, el compuesto químico gaseoso más conocido del cigarrillo. La OMS define como fumador regular a quien fume, por lo menos, un cigarrillo por día, desde hace seis meses y son en estos pacientes en los que se evidencia mayor incremento de la PA, estudios han demostrado que dejar de fumar tiene efectos positivos superiores a cualquier medicación para la hipertensión. Se debe desalentar el consumo de tabaco mediante el consejo médico, estrategias farmacológicas con vareniclina y terapia de reemplazo con nicotina o bupropión y la consejería conductual, las cuales pueden tener una tasa de éxito del 70 al 100%.

Asimismo, el alto grado de consumo de alcohol aumenta el riesgo de infarto, y consumos de 30 g/día incrementan el riesgo de enfermedades cardiovasculares como la hipertensión arterial, fibrilación auricular, miocardiopatía alcohólica o insuficiencia cardiaca. En este sentido, se reveló que con dosis superiores a 10 g/día en la mujer o 20 g/día en el hombre, se incrementa el riesgo de desarrollar enfermedades cardiovasculares. Las recomendaciones actuales toman como punto de corte 14 unidades de alcohol/semana para el consumo en hombres y de 8 unidades de alcohol/semana en las mujeres, se debe resaltar que la unidad de alcohol o unidad de bebida estándar (UBE), representa 8 gramos de alcohol etílico.

Existe una relación controversial con respecto al consumo de alcohol y el desarrollo de las enfermedades cardiovasculares, ya que como se pudo apreciar el consumo del mismo aumenta el riesgo de desarrollar estas patologías, pero, por otra parte, otros estudios señalan que las personas que beben alcohol de manera moderada, pueden disminuir el riesgo de desarrollarlas. Es por ello que, conocer en qué medida el consumo de alcohol ayuda a prevenir el desarrollo de enfermedades cardiovasculares es de suma importancia, para ello Wood y otros (2018) establecieron que el consumo seguro de alcohol no debería sobrepasar los 100 gramos semanales, lo que equivale a que se consuma una cantidad de alcohol tipo vino menor a 5 copas semanales (cada copa contiene 175 ml que equivalen a 1.75 UBE, que a su vez representan14 gramos de alcohol), menos de 2,5 litros o 5 latas de cerveza semanales (cada cerveza contiene 330ml que equivalen a 1.70 UBE, que a su vez se traduce en 13,6 gramos de alcohol).

De igual manera, se puede extrapolar dicha información y considerar que las bebidas destiladas tipo whisky, ron, vodka o cocuy artesanal, se puede agrupar dado que contienen un promedio de 40grados de alcohol, se pueden representar de la siguiente manera; un trago doble contiene 50 mililitros, lo que representa 2 UBE y esto a su vez significa que cada uno posee 16 gramos de alcohol, por lo que, se podría decir que también estarían por debajo del promedio semanal de 100g/semana de consumo de alcohol recomendado, aquellos que ingieran una cantidad menor o igual a 6 tragos de estos licores en una semana. Es de suma importancia recalcar, que dichas cantidades para la ingesta de alcohol no son acumulables, la misma debe hacerse fraccionada en todos los días de la semana. Por otra parte, los individuos que consuman más alcohol de las cantidades mencionadas anteriormente en una semana, o que consuman una cantidad cercana al máximo recomendado durante un solo día, no se encontrarán adheridos al tratamiento no farmacológico y por lo tanto el riesgo de desarrollar enfermedades cardiovasculares se incrementará.

En este sentido, si se consume más de 100 gramos de alcohol a la semana, el riesgo para desarrollar un accidente cerebrovascular es del 14%, para enfermedad coronaria aguda (excluyendo infarto agudo de miocardio) el riesgo aumenta en un 6%, asimismo, para insuficiencia cardiaca se incrementa en 9%, en casos de hipertensión arterial en un 24% y por último para riesgo de aneurisma aórtico en un 15%. En contraposición, el consumo de los mismos 100 gramos de alcohol a la semana, se asoció con una disminución del 6% de riesgo para desarrollar infarto agudo de miocardio, siendo entonces la única patología cardiovascular cuyo riesgo disminuye con el consumo moderado de alcohol.

Por otro lado, las bebidas procesadas poseen alto contenido en sodio y tienen una relación directa con la aparición de sobrepeso, obesidad, síndrome metabólico y diabetes mellitus, por lo que se desaconseja su uso. En varios estudios epidemiológicos se discute el consumo de sodio ya que se ha encontrado que tanto la ingesta de niveles bajos como altos se sigue asociando a eventos cardiovasculares. En este sentido, la European Society of Cardiology (ESC) propone un consumo de sal no mayor de 5 g/día, equivalente a 2 gr de sodio, y la International Society of Hypertension (ISH) recomienda el consumo de 4,7 gr/día..

Sin embargo, existen muchas dificultades para cuantificar la ingesta de sal de manera precisa, sobre todo cuando el paciente no cocina sus propios alimentos. Por ello, Perin, M y otros (2013) evaluaron este parámetro de manera subjetiva en base a los comportamientos relacionados al consumo de sal, preguntando al entrevistado si al saborear sus comidas, las mismas se sienten saladas o no, así como la existencia y uso de un salero en la mesa, que predisponga a un mayor consumo de sal con las comidas, dado la comodidad de alcanzarlo.

Cabe destacar que la coexistencia de las causas y factores de riesgo en el individuo permiten el establecimiento de la HTA, la cual debe ser tratada de forma oportuna para así evitar las repercusiones sistémicas que esta genera, siendo el tratamiento no farmacológico de la HTA indispensable para ello. Otra de las estrategias de dieta saludable para pacientes con hipertensión arterial sistémica incluye la dieta mediterránea y la dieta DASH (Dietary Approaches to Stop Hypertension), que demuestran disminución de los eventos cardiovasculares y de las cifras de PA.

Además del cambio en el estilo de vida, es fundamental el cumplimiento del tratamiento farmacológico de la HTA, para lo cual se dispone de diversos grupos de fármacos, como los inhibidores del sistema renina-angiotensina (IECA), antagonistas de los receptores de la angiotensina II (ARA II), antagonistas de canales de calcio dihidropiridínicos, diuréticos tiazídicos y betabloqueantes, los cuales constituyen los fármacos de primera línea para el tratamiento de esta patología según ISH 2020.

En relación a este grupo de fármacos, están los IECA, el mecanismo de acción de estos se basa en inhibir la formación de angiotensina II a partir de la angiotensina I, su efecto hipotensor es debido fundamentalmente a la acción sobre la angiotensina II circulante. Asimismo, una disminución de la secreción de aldosterona inducida por la angiotensina II impide la degradación de bradiquinina, aumentando los valores de dicho péptido vasodilatador. Por otra parte, antagonistas de los ARA-II, son fármacos que producen, al igual que los IECA, un bloqueo del sistema renina-angiotensina, mediante el antagonismo específico del receptor AT1 de la angiotensina II.

Otro grupo de fármacos utilizados, como se mencionó anteriormente, son los antagonistas de los canales de calcio, que reducen la presión arterial al impedir que el calcio ingrese en las células del corazón y las arterias bloqueando los canales lentos de calcio dependientes de voltaje. Debido a la presencia de calcio, el corazón y las arterias se contraen más fuertemente, por ello, los antagonistas del calcio permiten que los vasos sanguíneos se relajen y se abran. Una de las grandes ventajas de estos, es que no requieren monitorización por medio de estudios de laboratorio, además de ser antianginosos y antiarrítmicos.

También se encuentran los diuréticos tiazídicos los cuales constituyen una de las piedras angulares en el tratamiento farmacológico y tienen como ventaja la prevención de la aparición de insuficiencia cardiaca. Es importante destacar que son fármacos muy utilizados debido a su sinergia con el resto de clases farmacológicas para el tratamiento de la hipertensión. Su mecanismo de acción se basa en el bloqueo del cotransportador de NaCl en el túbulo contorneado distal.

Por último, se encuentran los betabloqueantes, estos han demostrado disminuir la aparición de insuficiencia cardíaca y evento vascular cerebral isquémico, con mayor beneficio en personas con cardiopatía isquémica. Todos ellos se unen a los receptores beta adrenérgicos produciendo un antagonismo competitivo y reversible de la acción beta estimulante.

La dosificación e intervalo de todos estos grupos farmacológicos, dependen de sus características individuales para el tratamiento y control de la PA. Los parámetros de prescripción de los mismos han tenido cambios y controversias en los últimos tres años de acuerdo con lo publicado con la guía 2017 de la American Heart Association (AHA), la guía 2018 de la ESC, la ISH que publicó sus lineamientos en mayo del 2020, y la Sociedad Interamericana de Cardiología (SIAC) en julio de 2020, sin embargo, se aprecian numerosas similitudes entre ellos.

Ahora bien, para lograr el control de hipertensión arterial debe existir adherencia al tratamiento, definida por la OMS (2004), como el cumplimiento o seguimiento de las instrucciones médicas, realizando cada una de las actividades indicadas por el personal sanitario. Sin embargo, se ha visto que, con el transcurso de los años, cada vez se va dejando atrás esta connotación reduccionista, y se le está brindando en mayor cuantía una participación activa al paciente.

Cuando se habla de adherencia, se pueden mencionar diversas definiciones. La más aceptada es aportada por la Real Academia de la Lengua Española "unión física, pegadura de las cosas", "cualidad de adherente". Al buscar adherencia, es común encontrar como sinónimo la palabra cumplimiento, es por ello que, en la literatura inglesa, se halla de la siguiente manera, cumplimiento (compliance) y adherencia (adherence), sin embargo, también se pueden utilizar otras palabras tales como alianza terapéutica, seguimiento, obediencia, observancia, adhesión y concordancia.

Asimismo, Nogués y otros (2007) afirman que la adherencia se basa en dos elementos: el cumplimiento al tomar los medicamentos, referente a dosis e intervalo prescritos por el médico. Aun cuando existen múltiples conceptos de adherencia, existe uno que cuenta con gran aceptación propuesto por Haynes y otros (1979), definida como "el grado en que la conducta de un paciente en relación con la toma de medicamentos, el seguimiento de una dieta o la modificación de hábitos de vida, coincide con las instrucciones proporcionadas por el médico o personal sanitario".

Si se busca otra definición de adherencia al tratamiento, García y otros (2000) la describen como "el grado de coincidencia entre las orientaciones médico-sanitarias, no limitándose a las indicaciones terapéuticas, sino a la modificación del estilo de vida", considerada muy acertada.

Al igual que con el concepto de adherencia, existen múltiples métodos utilizados para medirla; en su mayoría orientados a la parte farmacológica, dando menor importancia al enfoque integral que involucra el cumplimiento de la dieta, ejercicio, entre otros, por lo cual, etiquetar a una persona como adherida o no adherida, con el empleo de un método en particular, quizás no dependa de la realidad de la persona, debido a que existen circunstancias que son temporales, por tanto, modificables y no todas dependen netamente de la disposición del paciente.

Los métodos que más se utilizan para medir la adherencia al tratamiento se clasifican en métodos directos e indirectos; entre los métodos directos se encuentran la terapia directamente observada, la medición del nivel del medicamento o su metabolito en sangre y la medición del marcador biológico en sangre según Osterberg y otros (2005). En cuanto a los métodos indirectos, se hallan los cuestionarios de auto informe de los pacientes, recuento de pastillas, tasas de recarga del medicamento, evaluación de la respuesta clínica del paciente, monitoreo electrónico de la medicación (MEMS), diario de los pacientes y los cuestionarios específicos de la enfermedad, todos estos con ventajas y desventajas a la hora de su uso, en comparación con los métodos directos. Sin embargo, en la práctica real, se opta por una combinación de ambos métodos para así lograr una medida más real y exacta de la adherencia al tratamiento.

Algunas de las ventajas descritas de los métodos directos, es que estos son objetivos, específicos y proporcionan los mayores porcentajes de incumplimiento, pero los mismos son caros, sofisticados y fuera del alcance de la atención primaria. En contraparte, los métodos indirectos son sencillos, prácticos y económicos, pero presentan el inconveniente de que evalúan la adherencia de forma subjetiva, debido a que la información es reportada por los mismos pacientes, familiares o alguien del equipo de salud y estos tienden a sobreestimar el cumplimiento, identificando sólo a una parte de los no cumplidores.

Es por ello que, para cumplir con un determinado rango de objetividad, Gavilán y Villafaina (2011) plantean desde el punto de vista cuantitativo a un paciente como adherido al tratamiento farmacológico cuando el mismo cumple con la dosis prescrita de sus medicamentos en un rango del 80 al 110%. Para esto, se obtendrá información del paciente en base a cuantas tabletas consume en una semana, teniendo como datos de soporte adicionales los récipes con su prescripción y la historia clínica. Al mismo, se le pregunta si olvidó la toma de una o más tabletas durante la última semana, de la misma manera se le pregunta si tomó una o algunas tabletas de más dado que la adherencia al tratamiento farmacológico puede verse afectada tanto por el déficit (<80%), como por el exceso de la medicación (>110%). Una vez obtenida dicha información, se procederá a realizar el cálculo porcentual correspondiente, en base a una regla de 3.

En relación a lo anterior, un ejemplo sería un paciente que tiene una prescripción de un único medicamento, que se toma orden día (OD), por ello debe consumir 7 tabletas durante la semana, lo que corresponde al 100%. Sin embargo, el individuo olvidó tomar 2 tabletas, por lo que al final terminó consumiendo solo 5 de las 7, al realizar los cálculos en base al porcentaje tendríamos que durante la semana consumió 71,42% del tratamiento farmacológico indicado, por lo que no se encuentra adherido al mismo debido a déficit de ingesta de la dosis prescrita. En contraposición, se encuentra un paciente que sigue una prescripción, también de un solo fármaco OD, por lo que debería consumir 7 tabletas del mismo a la semana. Sin embargo, el mismo al presentar malestar, consumió 2 tabletas adicionales, es decir consumió 9 tabletas en vez de las 7 indicadas. Al hacer el cálculo porcentual se evidencia que el paciente ingirió 128,57% del tratamiento prescrito, por ello tampoco se encuentra adherido al tratamiento esta vez por exceso de ingesta de dosis.

Es decir que, si los individuos no cumplen las pautas indicadas por el personal sanitario bien sea por omisión, alteración de la dosis e intervalo o cumplimiento de tratamiento no prescrito por exceso, el paciente no se encontrará adherido al tratamiento farmacológico.

En este orden de ideas, se debe destacar que cada vez son más los pacientes que buscan una atención personalizada para adherirse al tratamiento de la mejor manera posible y esto ha hecho que exista un modelo dinámico de la adherencia terapéutica, el cual hace referencia de la interacción entre la persona-equipo de salud, donde el paciente tiene más conocimiento del tratamiento no farmacológico y farmacológico que debe seguir y por tanto una mejor adaptación a éste.

Este concepto dinámico de la adherencia propuesto por Holguín y otros (2006), explica la participación activa y voluntaria del paciente en la adaptación de estilos de vida, basado en dieta, ejercicio y en el cumplimiento de fármacos prescritos por el personal de salud, dando protagonismo activo y voluntario a los pacientes, además siendo adecuado a cada uno de ellos, en especial en personas con terapias a largo plazo.

Es claro entonces que, cuando no existe una adherencia adecuada a los tratamientos para padecimientos crónicos, hay un detrimento en los resultados de salud pública de las naciones, lo que a su vez ocasiona un gran impacto en el gasto sanitario. Según la OMS, en los países desarrollados existe una adherencia al tratamiento que ronda el 50%, aunque la misma disminuye de manera exponencial en los países en vías de desarrollo, es de allí que radica la importancia de conocer el porcentaje de adherencia al tratamiento de la HTA a nivel local, dado que se desconoce la magnitud real del problema en la región.

Particularmente, cuando se trata del control de la HTA, se deben alcanzar ciertas metas de presión arterial para conocer si la adherencia al tratamiento no farmacológico y farmacológico, permite ubicar al paciente como controlado o no. Se describe entonces de acuerdo a la ISH 2020 como cifras metas las siguientes: Esencial: Reducir la presión arterial al menos 20/10 mmHg para lograr idealmente < de 140/90 mmHg. Por otra parte, lo óptimo sería que en menores de 65 años la PA objetivo sea < de 130/80 mmHg si lo tolera, pero no menos de 120/70 mmHg, mientras que, en pacientes de 65 años o mayores, la PA objetivo es < de 140/90 mmHg si lo tolera, pero es fundamental individualizar cada caso, evaluar fragilidad, independencia, funcionalidad y el contexto del paciente.

Es importante mencionar, que para conocer la PA de los pacientes de manera fidedigna y realmente saber si se encuentra dentro de las cifras metas de PA descritas, se deben tomar 3 medidas de PA con 1 minuto de separación entre ellas. Asimismo, se desechará la primera y se procederá a realizar el promedio de las últimas 2 mediciones. Si la PA de la primera lectura es <130/85 mm Hg, no se requiere ninguna otra medición.

Una vez se instaure el manejo de la HTA del paciente siguiendo las pautas del tratamiento no farmacológico y farmacológico, se evaluará la meta al menos cada 3 meses, para conocer si dicha adherencia conserva una relación directamente proporcional con el control de la presión arterial.

En relación a la adherencia al tratamiento con la HTA, se evidencia bajo nivel de ella asociada a diversos factores, como la politerapia, donde López y Chávez (2016), en La Habana, Cuba, encontraron que los pacientes que tomaban un solo medicamento administrado diariamente, poseen un porcentaje mayor de adherencia en comparación con aquellos que tienen como tratamiento más de un fármaco, es de esperar que a más tabletas mayor sea el riesgo del paciente de olvidar la medicación, sin embargo, también influyen otros factores como el desaliento al estar pendiente del horario para la ingesta del fármaco, reconociendo que el olvido acarrea el no cumplimiento de la terapéutica, seguido del rechazo al depender de la medicación .

Por su parte, Ramírez, Ramírez y otros (2020), en el municipio Cienfuegos, Cuba determinaron la adherencia terapéutica antihipertensiva y los factores asociados a su incumplimiento en el primer nivel de atención, aplicando una entrevista semiestructurada y el test de Morisky-Green-Levine, uno de los métodos indirectos más utilizados, el cual consta de 4 preguntas que investigan si el paciente se toma la medicación, si se olvida tomarla y si la suspende cuando se siente bien o mal. Este cuestionario determina si la persona cumple o no con la medicación indicada, sin embargo, no evalúa otros aspectos del régimen terapéutico, como son la alimentación, el ejercicio y el control de factores de riesgo asociados. El mismo, les permitió encontrar que la adherencia al tratamiento antihipertensivo predomina sin correspondencia con investigaciones nacionales e internacionales.

Del mismo modo, los factores asociados al incumplimiento dependiente del paciente: interrupción de los tratamientos por varias causas y dependientes del prescriptor, polimedicación y esquemas de tratamiento combinado para la hipertensión con enfermedades asociadas, pueden ser modificables para mejorar el apego farmacoterapéutico y la calidad de la prescripción.

Más recientemente, Formentín-Zayas y otros (2021), en el municipio Camagüey, igualmente en Cuba, al analizar la adherencia terapéutica en pacientes con HTA, encontraron una adherencia parcial utilizando el mismo test y con la utilización de tres fármacos como tratamiento de la enfermedad (46,9%). Dentro de los factores más frecuentes predominaron la dificultad con la obtención del medicamento.

Como se mencionó anteriormente, la adherencia al tratamiento para la HTA en países en vías de desarrollo es menor al 50%, sin embargo, al examinar los estilos de vida como uno de los factores que contribuyen al control de esta patología se evidencia que es mucho menor. Asimismo, se conoce que la HTA se puede prevenir y para quienes ya la presentan, es posible controlar las cifras tensionales. Son varios los factores comportamentales que inciden para que los pacientes no acudan al servicio médico, ni a los programas ofrecidos en las instituciones, lo que ocasiona un impacto negativo en la salud de las personas. Como consecuencia, se presentan complicaciones como eventos cardiovasculares que pueden terminar en cirugía o enfermedades concomitantes secundarias como diabetes, hipercolesterolemia, insuficiencia renal o evento vásculo-cerebral (EVC).

Particularmente, en el ambulatorio urbano tipo II "Ramón E. Gualdrón", ubicado en la parroquia concepción de Barquisimeto estado Lara, Vásquez y otros (2021), confirmaron el predominio de las enfermedades cardiometabólicas entre la población que acude a éste (50% de los pacientes pluripatológicos). Asimismo, en otra investigación Zigankoff y otros (2021), haciendo uso del test FINDRISC adaptado para la población latinoamericana LA-FINDRISC demostraron que los pacientes hipertensos de larga data en el mismo ambulatorio presentan un riesgo elevado de desarrollar diabetes mellitus tipo 2 en 10 años, por lo que se considera necesario analizar el cumplimiento del tratamiento recomendado por el personal de salud para modificar la historia natural de la enfermedad.

Es importante destacar, que debe existir la adherencia de los pacientes al tratamiento no farmacológico logrando un cambio en el estilo de vida en base a una dieta hiposódica, realización de actividad física moderada, abandono del tabaco y disminución de la ingesta de alcohol, así como al tratamiento farmacológico en cuanto a dosis e intervalos para disminuir el riesgo de complicaciones asociadas a la hipertensión arterial sistémica. De ahí, la importancia de realizar un estudio en la población de la zona urbana que acude a este centro de atención primaria en salud, enfocado en pacientes con HTA y que permita conocer su adherencia al tratamiento.

Objetivos de la Investigación

Objetivo General:

Evaluar la adherencia al tratamiento y el control de las cifras de presión arterial en pacientes con hipertensión arterial sistémica que acuden al Ambulatorio Urbano Tipo II "Dr. Ramón E. Gualdrón" durante el período de junio a noviembre de 2023.

Objetivos Específicos:

1. Caracterizar epidemiológicamente a los pacientes hipertensos en función de variables demográficas como edad y sexo.
2. Analizar la adherencia al tratamiento no farmacológico, incluyendo dieta hiposódica, actividad física, hábito tabáquico y consumo de alcohol, en relación con la edad y el sexo de los pacientes.
3. Evaluar la adherencia al tratamiento farmacológico en términos de cumplimiento de dosis e intervalos prescritos, según edad y sexo.
4. Clasificar a los pacientes en controlados y no controlados con base en las cifras metas de presión arterial definidas por la AHA/ISH (2020), considerando las variables de edad y sexo.

Para lograr el cumplimiento de los objetivos, se realizó una investigación de tipo descriptiva transversal, con una muestra no probabilística por conveniencia, intencional, que se llevó a cabo en 85 pacientes con hipertensión arterial sistémica previamente citados y con historias clínicas que acudieron al ambulatorio "Dr. Ramón E. Gualdrón" durante el periodo junio-noviembre de 2023, para ello se citó a cada paciente en un horario determinado y mediante la técnica del interrogatorio y en base a un instrumento de recolección de datos, se realizó una serie de preguntas y una evaluación física que consistió en la medición de la presión arterial del paciente para conocer la adherencia al tratamiento no farmacológico y farmacológico de la hipertensión arterial, determinar el control de su PA y mantenerla dentro de los parámetros recomendados. Asimismo, los datos del tratamiento antihipertensivo prescrito fueron corroborados utilizando como soporte adicional los récipes y la historia clínica de los pacientes. En base a los resultados se pudo determinar la adherencia o no al tratamiento no farmacológico y al tratamiento farmacológico y como ello se vio reflejado en el control de la presión arterial de los pacientes hipertensos estudiados.

Justificación de la Investigación

La hipertensión arterial sistémica (HTA) es una de las principales causas de morbilidad y mortalidad a nivel global. En el ámbito técnico, este estudio busca generar datos precisos y confiables sobre la adherencia al tratamiento en una población específica, utilizando herramientas estandarizadas como cuestionarios validados (p. ej., test de Morisky-Green-Levine) y métodos de medición de presión arterial reconocidos por organismos internacionales. Estos resultados no solo facilitarán el diagnóstico temprano de barreras en la adherencia, sino que también permitirán diseñar estrategias técnicas y protocolos de intervención efectivos que mejoren el control de la HTA en el ámbito clínico

Desde un enfoque metodológico, este estudio emplea un diseño descriptivo transversal que se adapta a las características de la población y permite identificar patrones relacionados con la adherencia al tratamiento y su impacto en el control de la presión arterial. Además, la recolección de datos estructurada mediante fichas validadas y el análisis estadístico con software especializado garantizan la fiabilidad de los resultados. Este tipo de diseño facilita la replicabilidad en otras regiones o poblaciones, promoviendo comparaciones que fortalezcan la evidencia científica sobre el manejo de la HTA en contextos similares.

La HTA representa un problema crítico en salud pública debido a su alta prevalencia y su relación directa con complicaciones graves, como enfermedad cardiovascular, accidente cerebrovascular e insuficiencia renal. Este estudio tiene implicaciones directas en la mejora de la práctica médica, ya que proporcionará información clave sobre la relación entre la adherencia al tratamiento (farmacológico y no farmacológico) y el control efectivo de la enfermedad.

Los hallazgos ayudarán a los profesionales de la salud a identificar barreras específicas en el tratamiento y ajustar estrategias terapéuticas personalizadas, aumentando la eficacia clínica y reduciendo las complicaciones asociadas.

La adherencia inadecuada al tratamiento de la HTA no solo afecta a los individuos, sino que también representa una carga económica y social significativa para las comunidades. En Venezuela, donde los recursos de salud son limitados, identificar las razones detrás de la falta de adherencia y control puede optimizar el uso de estos recursos. Además, este estudio busca sensibilizar a los pacientes sobre la importancia del cumplimiento terapéutico, fomentando la educación en salud y fortaleciendo el vínculo entre los profesionales de la salud y la comunidad

La investigación considera factores culturales, como hábitos alimenticios, actividad física, consumo de tabaco y alcohol, que son determinantes en la adherencia al tratamiento. La dieta hiposódica, por ejemplo, puede no ser fácilmente aceptada debido a tradiciones alimentarias locales, y el sedentarismo puede estar influenciado por percepciones culturales sobre la actividad física.

Al abordar estas barreras desde una perspectiva cultural, este estudio puede proponer intervenciones más inclusivas y respetuosas de los valores y costumbres de la población, aumentando así la aceptación y el impacto positivo de las recomendaciones.

Esta investigación tiene una justificación integral, ya que aborda aspectos técnicos, metodológicos, médicos, sociales y culturales. Sus resultados no solo contribuirán a mejorar el control de la HTA en la población estudiada, sino que también servirán como base para diseñar políticas de salud pública más efectiva y culturalmente sensible.

CAPITULO II

Fundamentación Teórica

Hipertensión Arterial Sistémica (HTA):

Concepto y Clasificación:

La hipertensión arterial sistémica (HTA) no solo es un factor de riesgo sino también un precursor de enfermedades cardiovasculares. Según Chobanian et al. (2003), esta condición es un "asesino silencioso" porque frecuentemente no presenta síntomas, pero afecta múltiples órganos diana. Además, la clasificación propuesta por la American College of Cardiology (ACC) en 2017 incorpora un nuevo rango para la presión arterial elevada (120-129 mmHg sistólica y <80 mmHg diastólica), destacando la necesidad de un monitoreo más riguroso en estas etapas iniciales Whelton et al. (2017).

Epidemiología e Impacto Global

La HTA es responsable de aproximadamente 7,5 millones de muertes anuales (13% del total global) y contribuye al 57% de los accidentes cerebrovasculares y al 24% de las enfermedades cardíacas isquémicas World Health Organization (WHO), (2020). En América Latina, la prevalencia alcanza el 40% en adultos mayores de 18 años (Ordúñez et al., 2018). Este fenómeno refleja la influencia de la urbanización, el envejecimiento de la población y los estilos de vida poco saludables.

Fisiopatología de la HTA

La activación del sistema nervioso simpático y el sistema renina-angiotensina-aldosterona (SRAA) desempeña un papel crucial en la génesis de la HTA. Según Williams et al. (2018), los mecanismos subyacentes incluyen inflamación vascular, estrés oxidativo y remodelación arterial. Además, estudios genéticos como los de Ehret et al. (2016), han identificado variaciones en genes asociados con la HTA, como los relacionados con la excreción renal de sodio.

Factores de Riesgo Asociados

Predisposición genética y ambiental: Un estudio de Lifton et al. (2014) reveló que mutaciones en genes relacionados con los canales de sodio renal son responsables de formas monogénicas de HTA. Sin embargo, la mayoría de los casos son multifactoriales, con contribuciones significativas de factores ambientales, como la dieta y el estrés.

Obesidad y actividad física: La relación entre obesidad e HTA es bien documentada. Flegal et al. (2016) encontraron que un índice de masa corporal (IMC) ≥ 25 kg/m^2 incrementa el riesgo de HTA en un 60%. La actividad física, por su parte, mejora la sensibilidad a la insulina y reduce la resistencia vascular periférica (Pescatello et al., 2015).

Consumo de sodio y alcohol: Estudios como los de He et al. (2013) confirman que una reducción de 2 g/día en el consumo de sodio disminuye la presión arterial sistólica en 2-4 mmHg. En cuanto al alcohol, consumo moderado (<10 g/día) puede tener un efecto cardioprotector, pero el consumo excesivo aumenta el riesgo de HTA y enfermedades cardiovasculares (Wood et al., 2018).

Adherencia al Tratamiento

Conceptualización

La adherencia es clave para el control de la HTA, definida por la OMS (2003) como el grado en que el comportamiento del paciente coincide con las recomendaciones médicas. Estudios como los de Vrijens et al. (2012) destacan tres dimensiones críticas: iniciación del tratamiento, implementación y discontinuación.

Barreras para la Adherencia

- Educación insuficiente: López-Jaramillo et al. (2016) encontraron que el 40% de los pacientes con HTA desconocen las consecuencias de la enfermedad, lo que afecta su motivación para seguir el tratamiento.
- Politerapia: Ramírez et al. (2020) evidencian que los regímenes complejos, especialmente en pacientes con comorbilidades, reducen la adherencia en un 25%.

Métodos de Evaluación

- Cuestionarios: El test de Morisky-Green-Levine es ampliamente utilizado por su simplicidad y capacidad predictiva (Morisky et al., 2008).
- Dispositivos electrónicos: Métodos como el monitoreo electrónico de medicamentos (MEMS) ofrecen datos precisos, aunque su costo limita su uso generalizado (Osterberg & Blaschke, 2005).

Tratamiento de la HTA:

Tratamiento No Farmacológico

Dieta DASH y mediterránea: Ambos patrones dietéticos han mostrado efectos beneficiosos en la reducción de la presión arterial. Según Sacks et al. (2001), la dieta DASH (alta en frutas, vegetales y productos lácteos bajos en grasa) disminuye la presión sistólica en un promedio de 11,4 mmHg en pacientes hipertensos.

Actividad física: Un meta-análisis de Cornelissen y Smart (2013) reportó que el ejercicio aeróbico reduce la presión arterial sistólica en un promedio de 5 mmHg en personas con HTA.

Tratamiento Farmacológico

Los medicamentos más efectivos incluyen:

- IECA y ARA-II: Estos agentes inhiben la conversión de angiotensina I a angiotensina II, reduciendo la vasoconstricción y la secreción de aldosterona según Williams et al., (2018).
- Diuréticos Tiazídicos: Son esenciales para la prevención de complicaciones cardiovasculares y renales (Ernst & Moser, 2009).
- Impacto de la Adherencia en el Control de la HTA

La adherencia terapéutica tiene un impacto directo en el control de la HTA y la prevención de complicaciones. Un estudio de Formentín-Zayas et al. (2021) en Cuba encontró que solo el 21,2% de los pacientes hipertensos lograron un control adecuado debido a la baja adherencia, destacando la importancia de intervenciones educativas y de apoyo psicológico.

Relevancia Local

En Venezuela, investigaciones como las de Vásquez et al. (2021) en el Ambulatorio Urbano "Dr. Ramón E. Gualdrón" evidencian que la prevalencia de HTA está influenciada por la falta de acceso a medicamentos y la limitada implementación de programas educativos en salud.

CAPITULO III:

METODOLOGÍA

La presente investigación se realizó como un estudio de campo de tipo descriptivo transversal, con el cual se determinó la adherencia al tratamiento no farmacológico (dieta hiposódica, actividad física, tabaquismo e ingesta de alcohol) y al tratamiento farmacológico (dosis e intervalo) indicado, así como el control de PA en pacientes con HTA sistémica.

La población objeto de estudio la conformaron todos los pacientes diagnosticados previamente con HTA en un lapso no menor de 3 meses, mayores de 18 años y mujeres no embarazadas, que previamente citados y con historia clínica en el Ambulatorio "Dr. Ramón E. Gualdrón" acudieron a consulta en el lapso junio-noviembre 2023. La muestra fue de tipo no probabilística por conveniencia intencional y estuvo conformada por 85 pacientes hipertensos.

Como primer paso y una vez aprobado el anteproyecto, se procedió a solicitar ante la Coordinación del ambulatorio "Dr. Ramón E. Gualdrón", su autorización para la realización del proyecto, a través de la entrega de una correspondencia donde se explicó detalladamente todas las actividades a realizar por el personal encargado de llevarlas a cabo, cronograma de ejecución, objetivos de la investigación e importancia de la realización del mismo. Una vez se obtuvo la firma de autorización por escrito, se procedió a realizar la recolección de la muestra, para lo cual se citó a los pacientes con diagnóstico de HTA que cuentan con historia clínica en el ambulatorio.

A cada paciente hipertenso citado se le explicó detalladamente la importancia de su participación y los objetivos de la misma, si decidió participar, una vez aclaradas todas sus dudas, se le solicitó la firma del consentimiento informado.

Una vez que el paciente firmó el consentimiento informado, se procedió a llenar el instrumento de recolección de datos, utilizando la técnica de la entrevista, el cual fue diseñado por los autores y validado por tres expertos en el área.

En este sentido, la ficha de recolección de datos constó de 29 ítems, dividida en cuatro partes: la primera parte corresponde a los factores sociodemográficos (edad y sexo) con 2 ítems en total, 1 de selección simple y respuesta cerrada y otro de respuesta abierta; la segunda parte estuvo dirigida a evaluar la adherencia al tratamiento no farmacológico con un total de 17 ítems que evaluaron su adherencia a la dieta hiposódica, actividad física, tabaquismo e ingesta de alcohol de los cuales 13 son de selección simple y respuesta cerrada y 4 ítems son de respuesta abierta; la tercera parte estuvo constituida por 9 ítems que evaluaron la adherencia al tratamiento farmacológico, es decir, dosis e intervalo, de los mismos 6 son de selección simple y respuesta cerrada y 3 ítems son de respuesta abierta; la cuarta parte estuvo conformada por un ítem que permite valorar las cifras de PA en 3 tomas durante la evaluación, de respuesta abierta.

En relación al tratamiento no farmacológico, la adherencia al mismo se evaluó al obtener datos aportados por el paciente. Con respecto al seguimiento de una dieta hiposódica, como se mencionó en la introducción, existen muchas dificultades para cuantificar de manera precisa el consumo de sal, por ello se utilizaron los métodos subjetivos para evaluar este parámetro, se preguntó al paciente si al saborear sus comidas, las mismas se sienten saladas; a su vez se interrogó la existencia y uso de un salero en la mesa. Así, se encontraron adheridos a la dieta hiposódica a aquellos que respondieron no a dichas preguntas. Por otra parte, aquellos que refirieron sentir sus comidas saladas y/o hicieron uso del salero fueron catalogados como no adheridos al tratamiento no farmacológico.

Asimismo, se consideraron adheridos al tratamiento no farmacológico aquellos individuos que realizan actividades físicas moderadas durante al menos 150 a 300 minutos; o actividades físicas aeróbicas intensas durante al menos 75 a 150 minutos; o una combinación equivalente de actividades moderadas e intensas. Para ello, se preguntó si el paciente realiza actividad física, el tipo, duración y días de realización de actividades físicas aeróbicas intensas y moderadas y se procedió a realizar el cálculo. Por lo que debe cumplir con un mínimo de 150 minutos de actividad física aeróbica a la semana, o al menos 30 minutos diarios, de lo contrario no se catalogó como adherido al tratamiento no farmacológico.

En el mismo orden de ideas, se consideró adherido al tratamiento no farmacológico a todo paciente que refirió no fumar cigarrillos o derivados del tabaco, así como aquellos que no hayan fumado uno o más cigarrillos diarios por un período igual o mayor a 6 meses.

En otro sentido, se consideró adherido al tratamiento no farmacológico a aquel individuo que no consuma bebidas alcohólicas; en caso de que si lo haga debía responder el tipo de bebidas que consume, la cantidad estimada y el número de días de la semana que lo hace, indicando de esa manera si los gramos de alcohol/semana que consume se encontraban por debajo de los 100 gramos/semana recomendados para evitar el desarrollo de enfermedades cardiovasculares; de la misma forma se debe recordar que dicha cantidad no es acumulable y debe ser espaciada durante los días de la semana.

Asimismo, si el paciente consume más de un tipo de alcohol, se realizó el cálculo de los gramos de alcohol/semana, de la siguiente manera: un paciente que refiera tomarse 3 cervezas de lata, 2 copas de vino y 5 tragos dobles de whisky a la semana, por cada lata de cerveza consumirá 13,6 gramos de alcohol, por cada copa de vino 14 gramos y por último por cada trago doble 16 gramos, el paciente estaría consumiendo 148.8 gramos de alcohol a la semana, por lo que en cuestión este paciente no está adherido al tratamiento no farmacológico.

Como criterio para esta investigación se tomó en consideración que los pacientes se encontraban adheridos al tratamiento no farmacológico si cumplen con los 4 parámetros antes mencionados, si incumplió uno de los mismos el individuo se considerará como no adherido al tratamiento no farmacológico.

Por otra parte, para determinar la adherencia al tratamiento farmacológico con respecto a las dosis, se utilizó la escala cuantitativa, donde un paciente adherido es aquel que cumple con las dosis del tratamiento prescrito entre un 80 y 110% y uno no adherido es aquél que se encuentra por fuera de este porcentaje de flexibilidad bien sea por déficit de ingesta de dosis (<80%), o por exceso de medicación (>110%).

Para esto, se obtuvo información del paciente en base a si tenía una prescripción médica para tratar su HTA, si cumplió con la misma, cuántos medicamentos toma, cuantas dosis de cada medicamento le indicaron y si se saltó o tomó dosis de más durante la última semana; teniendo como datos de soporte adicionales los récipes con su prescripción y la historia clínica. En caso de no poder verificar el tratamiento prescrito mediante récipes o la historia clínica, el paciente se excluyó del estudio debido a que no pudo ser confirmado que posea un tratamiento no farmacológico y farmacológico en los últimos 3 meses.

Luego de obtener dicha información, se procedió a la realización del cálculo porcentual, de acuerdo al siguiente ejemplo; un paciente polimedicado con 3 fármacos distintos, distribuidos de la siguiente manera: fármaco A, 2 tabletas al día (BID), fármaco B y C 1 tableta de cada uno (OD). Es decir que el mismo debe consumir diariamente 4 tabletas, lo que sería 28 tabletas a la semana. Sin embargo, el paciente olvidó tomar todos sus medicamentos un día de la semana, es por ello que ingirió 24 tabletas en vez de las 28 establecidas en su tratamiento farmacológico. Al realizar los cálculos en base porcentual, se encontró que cumplió un 85,71% de sus dosis indicadas, por lo que el mismo se encuentra adherido al tratamiento farmacológico.

Con respecto a la otra variable a determinar en el tratamiento farmacológico, siendo esta el intervalo, el paciente debía cumplir a cabalidad el mismo entre una dosis y la otra para asegurar la efectividad del fármaco en base a su vida media y de esta forma considerarse adherido al tratamiento farmacológico. Si el paciente modificó las horas de toma de su tratamiento el mismo no será efectivo, esto se tradujo en no adherencia al tratamiento farmacológico.

Es por ello que, se consideró al paciente como adherido al tratamiento farmacológico cuando cumplió con sus dosis dentro del rango entre 80 y 110% y toma las mismas en el intervalo indicado en su prescripción. Por otra parte, no se encontró adherido al tratamiento farmacológico si incumplió la dosis bien sea por debajo o encima del 80 y 110% recomendado, o tomó los fármacos en un horario que no se le fue prescrito en las órdenes médicas.

Asimismo, se empleó la técnica de la observación, a través del examen clínico para la toma de los datos que permitieron la medición de la presión arterial, y con esto se determinó si el paciente presentaba cifras de PA controladas; se consideró como control, en menores de 65 años una PA < de 130/80 mmHg si lo tolera, pero no menos de 120/70 mmHg, mientras que en pacientes mayores de 65 años la PA objetivo fue < de 140/90 mmHg si lo tolera, pero se hizo fundamental individualizar cada caso, evaluar fragilidad, independencia, funcionalidad y el contexto del paciente. Para ello se realizó la siguiente técnica:

Medición de la presión arterial

Para determinar si los pacientes con HTA se encontraban en cifras meta en relación al tratamiento indicado fue indispensable la medición exacta de la PA. Usando técnicas de medición estandarizadas comparables con otros conjuntos de datos internacionales. Para la lectura de la PA se utilizaron esfigmomanómetros aneroides marca LANE, en búsqueda de medidas exactas. Para ello se siguió el siguiente procedimiento:

- Al iniciar, el examinador saludó al participante y le explicó que se le mediría la PA.
- Luego, el evaluador preguntó al participante si tenía alguna duda.
- Antes de la toma de la muestra se solicitó al paciente que descubriese por completo el miembro superior a explorar, que no hablara y descansara un período de 5 minutos. De la misma forma se le aclaró que cuando iniciara la toma de la muestra sentiría presión en su brazo.
- Con el paciente sentado y descansando en la silla, se indicó que los pies debían mantenerse planos en el piso y las piernas sin cruzar, asimismo, la espalda del paciente debía estar descansado sobre el respaldar de la silla.
- Se seleccionó la talla de brazalete adecuada para el brazo del participante. La longitud de la cámara de aire en el interior del brazalete debió rodear al menos el 80% del brazo y el brazalete debió contar con una medida mínima de 2/3 de ancho y el 125% de la circunferencia del brazo. Se contó con brazaletes de diferentes medidas, los cuales se adaptaron a la circunferencia del brazo de cada paciente. En este sentido, la talla S cuenta con un manguito/brazalete de 8,5 x 42 cm, adaptable para una

circunferencia de brazo de 20 a 28 cm, asimismo, la talla M tiene un manguito/brazalete con medidas de 14 x 51 cm que se adapta a una circunferencia de brazo de 26 a 34 cm y la talla L posee un manguito/brazalete con una medida de 16,5 x 61 cm que se adapta a una circunferencia de brazo de 32 a 42 cm ver (Anexo 2).

- Se localizó la arteria braquial por palpación.
- Se colocó el tensiómetro posicionando la cámara de aire de goma con la marca hacia abajo a una distancia de 2,5 cm del pliegue del codo.
- El examinador midió la PA al participante en el brazo derecho, con mano en posición supina, el codo ligeramente flexionado. El brazo posicionado de manera que el punto medio quedara a nivel del corazón a menos que alguna condición especial del participante prohibiera el uso del brazo derecho (erupciones, gasas, adhesivos, yesos, vías venosas periféricas, heridas abiertas, hematomas, fístulas arteriovenosas, pacientes con antecedente de cáncer de mama o cualquier patología linfática).
- Las técnicas empleadas para la medición de la presión arterial fueron:
    o Método palpatorio: se realizó inicialmente para evitar subestimar el valor sistólico en caso que existiera un silencio auscultatorio que interrumpa la continuidad de los ruidos. Esta maniobra consiste en palpar el pulso radial, insuflar el manguito hasta 30 mmHg por encima de su desaparición y luego desinsuflar lentamente 2-3 mmHg hasta su reaparición (coincidente con la PAS).
    o Método auscultatorio: se realizó de la siguiente manera, posterior a esperar un minuto, se insufló el manguito hasta 30 mmHg sobre la PAS estimada palpatoriamente, se desinsufló el manguito a un ritmo de 2-3 mmHg por segundo, el primer ruido auscultado, inmediatamente sucedido por otro, representa a la PAS, mientras que el último ruido antes de la desaparición de los mismos (fase V de Korotkoff) representa a la PAD.
- Se tomaron 3 medidas de PA con 1 minuto de separación entre ellas. Asimismo, se descartó la primera y se procedió a realizar el promedio de las últimas 2 mediciones. Si la PA de la primera lectura fue <130/85 mm Hg, no se requirió ninguna otra medición.

Obtenidos los datos, se procedió a registrar la información en tablas a través del software estadístico SPSS versión 25 y los resultados obtenidos fueron expresados en valores absolutos y porcentajes que se representaron en cuadros, lo que permitió la elaboración de conclusiones y recomendaciones pertinentes.

CAPÍTULO IV:

ANALISIS DE LOS RESULTADOS

El análisis de los resultados de esta investigación sobre la adherencia al tratamiento y el control de la hipertensión arterial sistémica (HTA) permite evaluar el cumplimiento de las recomendaciones médicas, tanto farmacológicas como no farmacológicas, en una población específica atendida en el Ambulatorio Urbano Tipo II "Dr. Ramón E. Gualdrón" de Barquisimeto, estado Lara, Venezuela.

En este contexto, se analizaron datos demográficos, como edad y sexo, y su relación con los niveles de adherencia al tratamiento y el control de la presión arterial. Asimismo, se exploraron factores de riesgo conductuales, como la actividad física, el consumo de sodio, tabaco y alcohol, junto con patrones de tratamiento farmacológico y no farmacológico.

Los hallazgos de este análisis no solo permiten identificar las principales barreras en el manejo de la HTA, sino que también ofrecen información clave para diseñar estrategias orientadas a mejorar la adherencia terapéutica y optimizar el control de esta enfermedad crónica en poblaciones vulnerables.

CUADRO N° 1

PACIENTES HIPERTENSOS SEGÚN EDAD Y SEXO. AMBULATORIO URBANO TIPO II "DR. RAMÓN E. GUALDRÓN". BARQUISIMETO, ESTADO LARA. LAPSO JUNIO-NOVIEMBRE 2023.

Edad	Sexo				Total	
	Femenino		Masculino			
	N°	%	N°	%	N°	%
35-44 años	2	28,57	5	71,43	7	100,00
45-54 años	10	71,43	4	28,57	14	100,00
55-64 años	15	65,22	8	34,78	23	100,00
65-74 años	19	65,52	10	34,48	29	100,00
75-84 años	7	58,33	5	41,67	12	100,00
Total	53	62,35	32	37,65	85	100,00

Se observó que, del total de la muestra analizada, el 62,35% correspondía al sexo femenino, mientras que el 37,65% al sexo masculino, lo que demuestra un predominio femenino en la población hipertensa estudiada. Al desglosar por grupos etarios, se identificó que las mujeres presentaron una mayor representación en casi todas las categorías de edad, excepto en el grupo más joven (35 a 44 años), donde el 71,43% pertenecía al sexo masculino.

En el grupo etario de 65 a 74 años, el predominio femenino fue del 65,52% (19 pacientes), mientras que el masculino alcanzó el 34,48% (10 pacientes). De manera similar, en el grupo de 55 a 64 años, el 65,22% (15 pacientes) era femenino y el 34,78% (8 pacientes) masculino. En el rango de 45 a 54 años, el 71,43% (10 pacientes) correspondía al sexo femenino, en comparación con el 28,57% (4 pacientes) masculino.

Para el grupo de 75 a 84 años, las mujeres también representaron la mayoría, con un 58,33% (7 pacientes), frente al 41,67% (5 pacientes) de hombres. Por otro lado, el grupo de 35 a 44 años mostró una tendencia inversa, con el 71,43% (5 pacientes) siendo hombres y el 28,57% (2 pacientes) mujeres.

Estos datos reflejan una distribución diferenciada por sexo y edad, donde las mujeres tienen mayor representación en las edades medias y avanzadas, mientras que los hombres predominan en las edades más jóvenes. Esta variabilidad podría estar influenciada por factores sociales, conductuales y biológicos, incluyendo una mayor afluencia de mujeres a las consultas médicas y diferencias en los hábitos de salud entre géneros.

CUADRO N° 2

PACIENTES HIPERTENSOS SEGÚN INDICADORES DE ADHERENCIA AL TRATAMIENTO NO FARMACOLÓGICO.

Tratamiento No farmacológico	Adherencia					
	Si		No			
	N°	%	N°	%	Total	%
Dieta hiposódica	58	68,24	27	31,76	85	100,00
Actividad física 150 minutos por semana	42	49,41	43	50,59	85	100,00
No Tabaquismo	78	91,76	7	8,24	85	100,00
No ingesta de alcohol	71	83,53	14	16,47	85	100,00
n= 85						

El análisis del tratamiento no farmacológico en la muestra estudiada revela un patrón variado de adherencia a las diferentes medidas propuestas.

En cuanto a la **ausencia de riesgo por tabaquismo**, se observó una alta adherencia, con el 91,76% (78 pacientes) de los participantes cumpliendo esta recomendación, mientras que solo el 8,24% (7 pacientes) no estaban adheridos. Este resultado sugiere una baja prevalencia de fumadores en la población estudiada, lo cual es positivo en términos de reducción de riesgos cardiovasculares asociados al tabaquismo.

Respecto a la ausencia de riesgo por consumo de alcohol, el 83,53% (71 pacientes) se encontraba adherido, mientras que el 16,47% (14 pacientes) no cumplía esta recomendación. Si bien la mayoría evita el consumo de alcohol, este dato refleja una oportunidad para fortalecer la sensibilización sobre los efectos adversos del consumo de alcohol en el manejo de la hipertensión arterial.

En relación con la dieta hiposódica, el 68,24% (58 pacientes) mostró adherencia, mientras que el 31,76% (27 pacientes) no cumplía con esta recomendación. Aunque más de dos tercios de los pacientes siguen una dieta baja en sal, el porcentaje restante representa un grupo significativo que podría beneficiarse de intervenciones educativas para mejorar el control de la presión arterial mediante cambios en la alimentación.

Finalmente, en cuanto a la actividad física de al menos 150 minutos semanales, se evidenció que el 50,59% (43 pacientes) no cumplía con esta recomendación, mientras que el 49,41% (42 pacientes) estaba adherido. Este hallazgo indica un alto nivel de sedentarismo en la población estudiada, lo que constituye una de las principales barreras para el manejo adecuado de la hipertensión arterial, ya que la actividad física regular es una medida clave en la reducción de la presión arterial.

En general, los datos reflejan un cumplimiento desigual en las diferentes medidas del tratamiento no farmacológico, destacándose una alta adherencia a las recomendaciones de evitar el tabaquismo y el consumo excesivo de alcohol, pero una menor adherencia en aspectos relacionados con la actividad física y la dieta hiposódica. Estos resultados subrayan la necesidad de fortalecer la educación sanitaria y el apoyo continuo para fomentar la adopción de un estilo de vida saludable en esta población.

CUADRO N° 3

PACIENTES HIPERTENSOS SEGÚN ADHERENCIA AL TRATAMIENTO NO FARMACOLÓGICO

Tratamiento no farmacológico	Pacientes con HTA	
	N°	%
Adherido	27	31,76
No adherido	58	68,24
Total	85	100,00

El análisis de los datos presentados en el cuadro evidencia una preocupante falta de adherencia general al tratamiento no farmacológico en la población estudiada. Del total de los pacientes evaluados, el 68,24% (58 pacientes) no cumplía con las cuatro medidas principales del tratamiento no farmacológico (dieta hiposódica, actividad física, ausencia de tabaquismo y consumo moderado o nulo de alcohol). En contraste, solo el 31,76% (27 pacientes) mostró adherencia adecuada a estas recomendaciones.

Este resultado refleja una clara tendencia hacia un bajo cumplimiento de las medidas no farmacológicas, lo que podría estar relacionado con diversos factores, como la falta de conocimiento sobre la importancia de estas estrategias en el manejo de la hipertensión arterial sistémica, la ausencia de apoyo social y familiar, o incluso barreras económicas y culturales que dificultan su implementación.

La falta de adherencia a estas medidas representa un desafío significativo, ya que el tratamiento no farmacológico, especialmente en conjunto con el tratamiento farmacológico, ha demostrado ser efectivo en la reducción de la presión arterial y en la prevención de complicaciones cardiovasculares. Este nivel de incumplimiento subraya la necesidad de implementar estrategias educativas y programas de seguimiento personalizados que fomenten la adopción de estilos de vida saludables en esta población.

Los resultados sugieren la importancia de identificar y abordar las barreras específicas que enfrentan los pacientes para seguir estas recomendaciones, como la falta de acceso a información adecuada, limitaciones físicas para realizar actividad física, o creencias culturales que minimizan la relevancia de cambios en la dieta y el estilo de vida.

Este hallazgo destaca la urgencia de reforzar la educación sanitaria y el soporte continuo, tanto a nivel individual como comunitario, para promover una mayor adherencia al tratamiento no farmacológico, que es fundamental en el control integral de la hipertensión arterial.

PACIENTES HIPERTENSOS SEGÚN EDAD Y ADHERENCIA AL TRATAMIENTO NO FARMACOLÓGICO

Edad	Tratamiento no farmacológico					
	Adherido	%	No adherido	%	Total	%
35-44 años	4	57,14	3	42,86	7	100,00
45-54 años	4	28,57	10	71,43	14	100,00
55-64 años	9	39,13	14	60,87	23	100,00
65-74 años	8	27,59	21	72,41	29	100,00
75-84 años	2	16,67	10	83,33	12	100,00
Total	27	31,76	58	68,24	85	100,00

Con respecto a la distribución de la adherencia al tratamiento no farmacológico según los grupos etarios se encontró que en las edades entre 75-84 años 83,33% (10) se encontraron no adheridos y 16,67% (2) si estaban adheridos al tratamiento no farmacológico. En el grupo etario entre 65-74 años 72,41% (21) estaban no adheridos y 27,59% (8) si estaban adheridos al mismo. En las edades entre 45 y 54 años 71,43% (10) de los pacientes no se encontraban adheridos al tratamiento no farmacológico y 28,57% (4) si se encontraron adheridos al tratamiento no farmacológico. En el grupo etario entre 55-64 años 60,87% (14) no se encontraron adheridos al tratamiento no farmacológico y 39,13% (9) si lo estaban. En las edades comprendidas entre 35 y 44 años 57,14% (4) se encontraron adheridos al tratamiento no farmacológico, mientras 42,86% (3) no estaban adheridos a dichas medidas no farmacológicas.

Los datos reflejan que la adherencia al tratamiento no farmacológico disminuye significativamente con el incremento de la edad, especialmente en los grupos de mayores de 65 años. Esto podría estar relacionado con limitaciones físicas, dependencia de terceros para cumplir con las recomendaciones, y menor acceso o comprensión de la importancia de estas medidas. Por otro lado, los pacientes más jóvenes presentan una mayor adherencia, lo cual puede deberse a un mejor estado funcional y mayor capacidad para implementar cambios en el estilo de vida.

Es necesario reforzar las estrategias de educación sanitaria y apoyo para los grupos etarios de mayor edad, adaptando las recomendaciones no farmacológicas a sus capacidades y necesidades específicas. Asimismo, promover el apoyo familiar y social puede contribuir a mejorar la adherencia en esta población vulnerable.

CUADRO N° 5

PACIENTES HIPERTENSOS SEGÚN SEXO Y ADHERENCIA AL TRATAMIENTO NO FARMACOLÓGICO

Sexo	Tratamiento no farmacológico					
	Adherido	%	No adherido	%	Total	%
Femenino	18	33,96	35	66,04	53	100,00
Masculino	9	28,13	23	71,87	32	100,00
Total	27	31,76	58	68,24	85	100,00

Al interpretar este cuadro se evidenció la adherencia al tratamiento no farmacológico y su relación con el sexo, se encontró que 71,87% (23) de los pacientes masculinos no se encontraban adheridos al tratamiento no farmacológico mientras que 28,13% (9) si estaban adheridos. Del mismo modo 66,04% (35) de las pacientes del sexo femenino no estaban adheridas al tratamiento no farmacológico y 33,96% (18) si se encontraron adheridas al tratamiento no farmacológico.

La menor adherencia entre los hombres podría estar relacionada con una percepción
reducida de riesgo, menor conciencia sobre la importancia de las medidas no farmacológicas,
o factores culturales que limitan su compromiso con el manejo de la hipertensión arterial.
Por otro lado, aunque las mujeres presentan una mayor adherencia relativa, el porcentaje de
incumplimiento sigue siendo elevado, lo que sugiere barreras comunes para ambos sexos,
como falta de educación sanitaria, apoyo social insuficiente o dificultades para adoptar
cambios en el estilo de vida.

Estos resultados subrayan la necesidad de estrategias específicas para cada sexo:

- **Para los hombres:** Fortalecer la sensibilización sobre los riesgos de no adherirse al
  tratamiento y utilizar enfoques personalizados que mejoren su compromiso.
- **Para las mujeres:** Aumentar el soporte social y las intervenciones educativas para
  reforzar la adherencia a las recomendaciones no farmacológicas.

En general, estas intervenciones pueden mejorar significativamente los resultados en
el manejo integral de la hipertensión arterial.

CUADRO N° 6

PACIENTES HIPERTENSOS SEGÚN INDICADORES DE ADHERENCIA AL TRATAMIENTO FARMACOLÓGICO

Tratamiento Farmacológico	Adherencia			
	Si		No	
	N°	%	N°	%
Cumple las dosis indicadas en su prescripción médica	59	69,41	26	30,59
Realiza la toma del tratamiento actual en el horario indicado	72	84,71	13	15,29
n=85				

Con los datos aportados, se determinó la distribución de los pacientes adheridos y no adheridos al tratamiento farmacológico tomando en consideración los indicadores correspondientes a dosis indicada en la prescripción médica y a la toma del tratamiento actual en el horario indicado. Aquí se evidencia que 84,71% (72) de los pacientes realizaban la toma del tratamiento en el horario indicado por el médico, mientras que 15,29% (13) no lo hacían. Con el cumplimiento de las dosis indicadas en su prescripción médica se encontró que 69,41% (59) de los pacientes cumplen con el 80-110% de las dosis prescritas y 30,59% (26) no lo hacían.

Aunque la mayoría de los pacientes muestra una alta adherencia al horario de toma, el porcentaje menor en el cumplimiento de las dosis sugiere que algunos pacientes podrían tomar los medicamentos en horarios adecuados, pero en cantidades insuficientes o interrumpidas. Esto podría ser el resultado de factores como:

- Acceso limitado a medicamentos debido a barreras económicas.
- Falta de comprensión sobre la importancia del cumplimiento estricto de la dosis.
- Efectos adversos percibidos, que llevan a algunos pacientes a reducir o evitar la medicación.

CUADRO N° 7

PACIENTES HIPERTENSOS SEGÚN ADHERENCIA AL TRATAMIENTO FARMACOLÓGICO

Tratamiento farmacológico	Pacientes con HTA	
	N°	%
Adherido	53	62,35
No adherido	32	37,65
Total	85	100,00

En el presente cuadro de forma global se encontró que 62,35% (53) de los pacientes hipertensos se encuentran adheridos a su tratamiento farmacológico, mientras que 37,65% (32) no se encuentran adheridos al mismo ya sea por incumplimiento de número de dosis u horarios.

El porcentaje de pacientes adheridos es positivo, pero el nivel de incumplimiento todavía representa un desafío importante. Las razones de la no adherencia pueden incluir:

- Factores relacionados con el paciente: Olvido, desconocimiento sobre la importancia del tratamiento o miedo a efectos secundarios.

- Factores socioeconómicos: Dificultades para adquirir medicamentos debido a costos elevados o problemas de acceso.
- Factores médicos: Esquemas terapéuticos complejos que desmotivan al paciente o falta de seguimiento adecuado.

Aunque más de la mitad de los pacientes se encuentran adheridos al tratamiento, los niveles de no adherencia indican la necesidad de estrategias más efectivas para garantizar el cumplimiento total.

CUADRO N° 8

PACIENTES HIPERTENSOS SEGÚN EDAD Y ADHERENCIA AL TRATAMIENTO FARMACOLÓGICO

Edad	Tratamiento farmacológico					
	Adherido	%	No adherido	%	Total	%
35-44 años	4	57,14	3	42,86	7	100,00
45-54 años	11	78,57	3	21,43	14	100,00
55-64 años	13	56,52	10	43,48	23	100,00
65-74 años	16	55,17	13	44,83	29	100,00
75-84 años	9	75,00	3	25,00	12	100,00
Total	53	62,35	32	37,65	85	100,00

En cuanto a la edad y la adherencia al tratamiento farmacológico se encontró que en las edades comprendidas entre 45-54 años 78,57% (11) se encuentran adheridos al tratamiento farmacológico mientras que 21,43% (3) no se encuentra adheridos al mismo. En el grupo etario de 75-84 años 75,00% (9) se encuentran adheridos al tratamiento farmacológico y 25,00% (3) no se encuentran adheridos a este. Se encontró 57,14% (4) dentro de las edades de 35-44 años adheridos al tratamiento farmacológico y 42,86% (3) no adheridos al tratamiento farmacológico. Del mismo modo se encontró 56,52% (13) en las edades comprendidas entre 55-64 años que se mantenían adheridos al tratamiento y 43,48% (10) que no están adheridos. Para finalizar, se encontró que 55,17% (16) de los pacientes en edades correspondientes a 65-74 años se encontraban adheridos al tratamiento farmacológico, mientras que 44,83% (13) de los pacientes no estaban adheridos al tratamiento farmacológico.

Los niveles más altos de adherencia se observan en los grupos de edades **45-54 años** y **75-84 años**, lo que podría estar relacionado con una mayor percepción de riesgo y compromiso con el tratamiento en esas etapas de la vida.

Los niveles más bajos de adherencia se encuentran en los grupos de edades **35-44 años**, **55-64 años**, y **65-74 años**, posiblemente debido a barreras como falta de conciencia, menor percepción de gravedad o dificultades en el manejo del tratamiento.

CUADRO N° 9

PACIENTES HIPERTENSOS SEGÚN SEXO Y ADHERENCIA AL TRATAMIENTO FARMACOLÓGICO

Sexo	Tratamiento farmacológico					
	Adherido	**%**	**No adherido**	**%**	**Total**	**%**
Femenino	36	67,92	17	32,08	53	100,00
Masculino	17	53,12	15	46,88	32	100,00
Total	53	62,35	32	37,65	85	100,00

En este cuadro se observó que, de los pacientes de sexo femenino, 67,92% (36) de las pacientes están adheridas al tratamiento farmacológico y 32,08% (17) no están adheridas al tratamiento farmacológico. En el sexo masculino por su parte, 53,12% (17) están adheridos al tratamiento farmacológico, mientras que 46,88% (15) de los mismos no están adheridos al tratamiento farmacológico.

Las mujeres muestran una mayor adherencia en comparación con los hombres, lo que podría estar relacionado con:

1. Una mayor percepción de riesgo y responsabilidad hacia su salud.
2. Mayor contacto con el sistema de salud, lo que refuerza su compromiso con el tratamiento.
3. Factores culturales, como una predisposición a cumplir con las indicaciones médicas.

Por otro lado, la menor adherencia observada en los hombres podría deberse a:

1. Menor percepción de riesgo o gravedad de la enfermedad.
2. Hábitos de salud menos regulares o dificultades para establecer rutinas de tratamiento.
3. Posibles barreras culturales o psicológicas que dificultan el seguimiento de las recomendaciones médicas.

La diferencia de adherencia entre géneros destaca la necesidad de estrategias específicas:

- Para los hombres: Diseñar intervenciones dirigidas a aumentar la sensibilización sobre la importancia del tratamiento y proporcionar recordatorios o apoyos que faciliten el cumplimiento.
- Para las mujeres: Continuar reforzando su adherencia y abordar las barreras que aún enfrentan un tercio de las pacientes.

Estas acciones pueden contribuir significativamente a mejorar el manejo de la hipertensión en ambos grupos.

CUADRO N° 10

PACIENTES HIPERTENSOS SEGÚN ADHERENCIA AL TRATAMIENTO ANTIHIPERTENSIVO

Adherencia al tratamiento antihipertensivo	Pacientes con HTA	
	N°	%
Adheridos al tratamiento antihipertensivo	18	21,18
No adherido al tratamiento antihipertensivo	67	78,82
Total	85	100,00

Al considerar en forma global, el tratamiento antihipertensivo como el cumplimiento tanto de las medidas no farmacológicas y farmacológicas, se observó que 78.82% (67) no se encontraban adheridos al tratamiento antihipertensivo y 21.18% (18) si se encontraban adheridos al tratamiento antihipertensivo.

Los resultado indica que la mayoría de los pacientes enfrenta dificultades para cumplir de manera integral con las recomendaciones para el manejo de la hipertensión arterial. Las posibles razones incluyen:

1. Factores relacionados con el paciente: Falta de comprensión sobre la importancia del cumplimiento combinado, olvido, o percepción errónea de la enfermedad.
2. Barreras socioeconómicas: Dificultades en el acceso a medicamentos o recursos para implementar medidas no farmacológicas, como cambios en la dieta o actividad física regular.

3. Falta de apoyo estructural: Insuficiente seguimiento médico o programas educativos para reforzar la adherencia y acompañar al paciente en el manejo de la enferm

El bajo nivel de adherencia general refleja la necesidad de fortalecer las intervenciones educativas y de apoyo, integrando estrategias para:

- Mejorar la comprensión y compromiso de los pacientes sobre el beneficio de seguir ambas medidas de tratamiento.
- Facilitar el acceso a medicamentos esenciales y apoyo en la implementación de cambios en el estilo de vida.
- Reforzar el seguimiento médico para identificar y superar las barreras individuales y contextuales que dificultan el cumplimiento.

CUADRO N° 11

PACIENTES HIPERTENSOS SEGÚN CONTROL DE ACUERDO A CIFRAS META DE PRESIÓN ARTERIAL DE AHA/ISH

Control de Presión Arterial	Pacientes Hipertensos	
	N°	**%**
Controlados	31	36,47
No controlados	54	63,53
Total	85	100,00

El análisis de los datos evidencia que una mayoría significativa de los pacientes hipertensos no logra mantener cifras de presión arterial dentro de los rangos establecidos como controlados por la American Heart Association (AHA) y la International Society of Hypertension (ISH) en 2020:

- 63,53% (54 pacientes) tienen presión arterial no controlada.
- Solo 36,47% (31 pacientes) presentan cifras de presión arterial controladas.

Estos resultados reflejan un descontrol tensional significativo en la población estudiada, lo que aumenta el riesgo de complicaciones graves como accidente cerebrovascular, insuficiencia cardíaca e infarto de miocardio. Las posibles razones para este descontrol incluyen:

1. Falta de adherencia al tratamiento: Tanto farmacológico como no farmacológico.
2. Esquemas terapéuticos insuficientes: Medicación inadecuada o falta de ajuste en las dosis.
3. Factores sociales y económicos: Dificultades para adquirir medicamentos o implementar cambios en el estilo de vida.
4. Seguimiento médico insuficiente: Falta de consultas regulares para monitorear y ajustar el manejo de la hipertensión.

El alto porcentaje de pacientes con presión arterial no controlada subraya la necesidad de:

1. Intervenciones educativas: Para mejorar la adherencia al tratamiento y concienciar sobre los riesgos del descontrol tensional.
2. Optimización del tratamiento médico: Ajustar los regímenes terapéuticos según las necesidades individuales.
3. Mejorar el acceso a recursos: Facilitar el suministro de medicamentos y apoyo en el manejo no farmacológico.
4. Refuerzo del seguimiento médico: Implementar controles periódicos para evaluar el progreso y modificar el tratamiento cuando sea necesario.

Estos esfuerzos son esenciales para mejorar los resultados de salud en la población hipertensa y reducir el impacto de las complicaciones asociadas.

CUADRO N° 12

PACIENTES HIPERTENSOS SEGÚN CONTROL DE ACUERDO A CIFRAS META DE PRESIÓN ARTERIAL DE AHA/ISH Y EDAD

Edad	Pacientes hipertensos					
	Controlados	%	No Controlados	%	Total	%
35-44 años	4	57,14	3	42,86	7	100,00
45-54 años	4	28,57	10	71,43	14	100,00
55-64 años	7	30,43	16	69,57	23	100,00
65-74 años	12	41,38	17	58,62	29	100,00
75-84 años	4	33,33	8	66,67	12	100,00
Total	31	36,47	54	63,53	85	100,00

Se apreció en este cuadro que, en el grupo etario 45 a 54 años 71,43% (10) de los pacientes hipertensos no estaban controlados con respecto a sus cifras de presión arterial y 28,57% (4) si lo estaban. En el grupo etario de 55 a 64 años, 69,57% (16) no estaban controlados y 30,43% (7) si estaban controlados. En el grupo etario de 75 a 84 años, 66,67% (8) no estaba controlado y 33,33% (4) si estaban controlados. En lo que respecta al grupo etario de 65 a 74 años, 58,62% (17) no estaban controlados y 41,38% (12) si estaban controlados. Finalmente, en las edades pertenecientes a los grupos entre 35-44 años 57,14% (4) de estos pacientes se encuentran controlados mientras que 42,86% (3) no se encontraron controlados.

Los niveles de descontrol tensional son más altos en los grupos de edad intermedia (45-64 años), lo que puede reflejar una combinación de barreras laborales, falta de tiempo para consultas médicas y menor percepción del riesgo.

Los grupos extremos (35-44 años y 65-74 años) muestran un mejor control relativo, posiblemente por un mayor compromiso hacia el manejo de la enfermedad en los jóvenes y por un enfoque más estructurado en los mayores.

Este análisis subraya la necesidad de un enfoque diferenciado por grupos etarios para optimizar los resultados en el control de la hipertensión arterial.

CUADRO N° 13

PACIENTES HIPERTENSOS SEGÚN CONTROL DE ACUERDO A CIFRAS META DE PRESIÓN ARTERIAL DE AHA/ISH Y SEXO

Sexo	Pacientes hipertensos					
	Controlados	%	No Controlados	%	Total	%
Femenino	21	39,62	32	60,38	53	100,00
Masculino	10	31,25	22	68,75	32	100,00
Total	31	36,47	54	63,53	85	100,00

El análisis refleja diferencias significativas en el control de la presión arterial según el sexo. Entre los pacientes masculinos, el **68,75% (22 pacientes)** no lograron cifras controladas, mientras que solo el **31,25% (10 pacientes)** alcanzaron control tensional. En el caso de las pacientes femeninas, el **60,38% (32 pacientes)** no estaban controladas, pero el **39,62% (21 pacientes)** lograron cifras metas.

Estos datos indican que tanto hombres como mujeres presentan dificultades para alcanzar un control adecuado, con un mayor porcentaje de descontrol en los hombres. Esto podría atribuirse a diferencias en adherencia al tratamiento, estilos de vida y barreras específicas de género que requieren atención para optimizar los resultados. Se destaca la necesidad de intervenciones personalizadas y educativas para mejorar el control de la hipertensión arterial en ambos grupos.

CUADRO N° 14

PACIENTES HIPERTENSOS SEGÚN CONTROL DE ACUERDO A CIFRAS META DE PRESIÓN ARTERIAL DE AHA/ISH Y TRATAMIENTO NO FARMACOLÓGICO

Tratamiento no farmacológico	Pacientes hipertensos			%	Total	%
	Controlados	%	No Controlados			
Adherido	13	48,15	14	51,85	27	100,00
No adherido	18	31,03	40	68,97	58	100,00
Total	31	36,47	54	63,53	85	100,00

.

El análisis muestra que entre los pacientes hipertensos **no adheridos al tratamiento no farmacológico**, el 68,97% (40 pacientes) no lograron controlar su presión arterial, mientras que el 31,03% (18 pacientes) sí alcanzaron cifras metas. Por otro lado, en los pacientes **adheridos al tratamiento no farmacológico**, el 51,85% (14 pacientes) no estaban controlados, y el 48,15% (13 pacientes) sí lograron cifras controladas.

Estos resultados reflejan que la adherencia al tratamiento no farmacológico mejora las probabilidades de control de la presión arterial, pero no garantiza resultados óptimos. Se destaca la necesidad de reforzar tanto las medidas no farmacológicas como el tratamiento integral para mejorar los niveles de control en esta población.

CUADRO N° 15

PACIENTES HIPERTENSOS SEGÚN CONTROL DE ACUERDO A CIFRAS META DE PRESIÓN ARTERIAL DE AHA/ISH Y TRATAMIENTO FARMACOLÓGICO

Tratamiento farmacológico	Pacientes hipertensos					
	Controlados	%	No Controlados	%	Total	%
Adherido	21	39,62	32	60,38	53	100,00
No adherido	10	31,25	22	68,75	32	100,00
Total	31	36,47	54	63,53	85	100,00

El análisis de los datos muestra una relación clara entre la adherencia al tratamiento farmacológico y el control de la presión arterial en pacientes hipertensos.

Entre los pacientes que no cumplían con el tratamiento farmacológico, el 68,75% (22 pacientes) no lograron mantener cifras de presión arterial controladas, mientras que el 31,25% (10 pacientes) alcanzaron niveles dentro de las metas establecidas. Este resultado evidencia que la falta de adherencia al tratamiento está fuertemente asociada con un descontrol tensional, lo cual incrementa significativamente el riesgo de complicaciones graves como infarto de miocardio, insuficiencia renal y accidente cerebrovascular.

El hecho de que un tercio de los pacientes no adheridos mantuviera cifras controladas sugiere que, en ciertos casos, factores como estilos de vida saludables, dietas bajas en sodio o una actividad física regular pueden compensar parcialmente la falta de tratamiento farmacológico, aunque no de manera consistente ni suficiente a largo plazo.

En el grupo adherido al tratamiento farmacológico, el 60,38% (32 pacientes) no logró alcanzar un control adecuado de la presión arterial, mientras que el 39,62% (21 pacientes) sí presentó cifras dentro de los rangos metas. Aunque la adherencia mejora las probabilidades de control en comparación con los pacientes no adheridos, estos datos indican que otros factores están afectando los resultados, como:

- Ajustes insuficientes en las dosis o combinaciones de medicamentos.
- Comorbilidades como obesidad, diabetes o enfermedades cardiovasculares que complican el manejo de la hipertensión.
- Estrés psicológico o socioeconómico, que puede influir negativamente en la respuesta al tratamiento.
- Falta de cumplimiento de medidas no farmacológicas complementarias, como la dieta hiposódica y la actividad física.

La comparación entre ambos grupos muestra que la adherencia al tratamiento farmacológico mejora el control de la presión arterial, pero no garantiza resultados óptimos por sí sola. Es notable que el porcentaje de pacientes no controlados sigue siendo alto incluso entre los adheridos (60,38%), lo que subraya la importancia de un enfoque integral en el manejo de la hipertensión arterial.

Los datos reflejan que, aunque la adherencia al tratamiento farmacológico mejora las probabilidades de control de la hipertensión, no es suficiente para garantizar resultados óptimos sin un enfoque integral. Es fundamental combinar el tratamiento farmacológico con intervenciones no farmacológicas, un seguimiento médico continuo y la superación de barreras individuales y contextuales para lograr un control adecuado de la presión arterial en esta población.

CUADRO N° 16

PACIENTES HIPERTENSOS SEGÚN ADHERENCIA AL TRATAMIENTO ANTIHIPERTENSIVO Y CONTROL DE LA PRESIÓN ARTERIA

Tratamiento Antihipertensivo	Pacientes hipertensos					
	Controlados	%	No Controlados	%	Total	%
Adherido	9	50,00	9	50,00	18	100,00
No Adherido	22	32,84	45	67,16	67	100,00
Total	31	36,47	54	63,53	85	100,00

Este cuadro muestra una relación significativa entre la adherencia al tratamiento antihipertensivo y el control de la presión arterial en la población estudiada.

Entre los pacientes no adheridos al tratamiento antihipertensivo, el 67,16% (45 pacientes) no lograron mantener cifras de presión arterial controladas, mientras que el 32,84% (22 pacientes) alcanzaron niveles dentro de las metas establecidas. Este hallazgo evidencia que la falta de adherencia aumenta considerablemente el riesgo de descontrol tensional, lo que podría atribuirse a la interrupción de los beneficios terapéuticos que proporciona un manejo continuo y adecuado de la hipertensión arterial. Sin embargo, el hecho de que un tercio de los pacientes no adheridos logren cifras controladas sugiere que otros factores, como hábitos de vida favorables o características individuales, podrían estar influyendo positivamente.

Por otro lado, entre los pacientes adheridos al tratamiento antihipertensivo, se observó que el 50,00% (9 pacientes) alcanzaron cifras de presión arterial controladas, mientras que el otro 50,00% (9 pacientes) no lo lograron. Esto indica que, aunque la adherencia mejora las probabilidades de control, no siempre garantiza resultados óptimos. Este fenómeno podría estar relacionado con:

- Dosis insuficientes o inadecuadas de medicamentos.
- Resistencia a los fármacos antihipertensivos.
- Presencia de comorbilidades, como obesidad o diabetes, que complican el manejo de la hipertensión.
- Falta de seguimiento médico para realizar ajustes en el tratamiento.

El alto porcentaje de descontrol tensional en este grupo (67,16%) subraya la necesidad de intervenciones que fomenten la adherencia al tratamiento. Esto incluye campañas educativas, recordatorios digitales para la toma de medicamentos, y simplificación de los esquemas terapéuticos mediante combinaciones en un solo comprimido.

El hecho de que la mitad de este grupo no logre cifras metas de presión arterial apunta a la importancia de un seguimiento médico regular y ajustes terapéuticos oportunos. Es crucial también reforzar las medidas no farmacológicas, como la dieta hiposódica y la actividad física, que complementan el efecto de los medicamentos.

Los datos refuerzan la necesidad de un manejo integral de la hipertensión arterial, que considere no solo la adherencia, sino también el acceso a medicamentos, la educación sanitaria, y la identificación de barreras individuales y sistémicas.

Mientras que la adherencia al tratamiento antihipertensivo es un factor clave para el control de la presión arterial, los resultados muestran que debe integrarse con un enfoque terapéutico más amplio y personalizado para mejorar significativamente los resultados en esta población.

CAPÍTULO V

CONCLUSIONES Y RECOMENDACIONES

Conclusiones

En la actualidad, a nivel mundial existe gran preocupación por el auge que se ha evidenciado en los últimos años sobre las enfermedades crónicas no transmisibles, especialmente las de origen cardiovascular como la hipertensión arterial sistémica, que es una de las enfermedades, que afecta a gran parte de la población, siendo la principal causa de morbimortalidad a nivel mundial, con una gran prevalencia en sociedades de bajos recursos económicos, que presentan gran incidencia en América Latina, siendo ésta un problema de salud importante, debido a que aumenta el riesgo de desarrollar invalidez a largo plazo si no es diagnosticada y controlada oportunamente.

Es por ello que, la correcta adherencia al tratamiento farmacológico y no farmacológico de la hipertensión arterial, permite mantener cifras metas esperadas de presión arterial, consiguiendo así el control, evitando la progresión de la enfermedad y disminuyendo la asociación de nuevas patologías en estos pacientes. Por ello, se realizó la presente investigación en el ambulatorio urbano tipo II "Dr. Ramón E. Gualdrón" en Barquisimeto, Edo Lara, Venezuela cuya aplicación en la práctica estaría dada por determinar la adherencia al tratamiento y control de las cifras de presión arterial en pacientes con hipertensión arterial sistémica que acuden al ambulatorio.

La HTA es una enfermedad crónica no transmisible de alta prevalencia en Venezuela y una de las principales causas de morbimortalidad a nivel mundial. Este estudio confirma que el control adecuado de la presión arterial sigue siendo un desafío significativo, especialmente en comunidades con limitaciones socioeconómicas. En el caso del Ambulatorio Urbano Tipo II "Dr. Ramón E. Gualdrón", el 63,53% de los pacientes hipertensos no tenían cifras de presión arterial controladas, lo que subraya la urgencia de intervenciones específicas.

59

Un 62,35% de los pacientes estudiados se encontró adherido al tratamiento farmacológico, lo que indica un nivel moderado de cumplimiento. Sin embargo, solo el 39,62% de los pacientes adheridos alcanzaron cifras óptimas de presión arterial, lo que señala la necesidad de ajustar los esquemas terapéuticos y reforzar el acceso a medicamentos esenciales.

Los datos evidencian que el 68,24% de los pacientes no cumplen con las recomendaciones relacionadas con la dieta hiposódica, la actividad física y la moderación del consumo de alcohol. Este incumplimiento se asocia a factores como el desconocimiento de los beneficios de estas medidas y la falta de apoyo en la implementación de cambios en el estilo de vida.

La adherencia al tratamiento no farmacológico disminuye con el aumento de la edad. En los pacientes entre 65 y 74 años, el 72,41% no cumple con estas recomendaciones, lo que podría atribuirse a limitaciones físicas, dependencia de cuidadores y desconocimiento de las pautas de manejo.

El sexo femenino presentó una mayor adherencia al tratamiento no farmacológico en comparación con el masculino, lo cual puede estar relacionado con una mayor responsabilidad percibida sobre la salud. Sin embargo, la falta de adherencia al tratamiento farmacológico fue también más común en los hombres, destacando una posible influencia cultural y conductual en los hábitos de salud.

El estudio reveló que el 91,76% de los pacientes eran no fumadores, y el 83,53% no consumía alcohol. Sin embargo, el sedentarismo sigue siendo prevalente, ya que más del 50% de los pacientes no cumple con las recomendaciones de actividad física semanal (150 minutos).

La adherencia a la dieta hiposódica se identificó en el 68,24% de los casos, lo que es positivo en comparación con otros estudios, pero insuficiente para garantizar un control adecuado de la presión arterial.

Las dificultades económicas y la falta de acceso a medicamentos son barreras significativas para el control de la HTA en esta población. Además, las creencias culturales y la percepción errónea sobre la enfermedad y su tratamiento influyen negativamente en la adherencia, especialmente al tratamiento no farmacológico. Esto resalta la importancia de una atención integral que aborde no solo los aspectos médicos, sino también los determinantes sociales de la salud.

Se observó que los pacientes que utilizaban monoterapia presentaron mayor control de la presión arterial en comparación con aquellos bajo politerapia. Esto refuerza la idea de que los esquemas terapéuticos simplificados, como las combinaciones en un solo comprimido, podrían mejorar significativamente la adherencia y los resultados clínicos

Entre los pacientes adheridos al tratamiento farmacológico, el 50% logró cifras controladas, en contraste con un 68,97% de pacientes no adheridos que no tenían cifras controladas. Este patrón demuestra que, aunque la adherencia es crucial para el control de la presión arterial, otros factores, como el ajuste adecuado del tratamiento, el seguimiento médico periódico y el manejo del estrés, también desempeñan un papel importante.

La pandemia afectó la frecuencia de las consultas médicas y el seguimiento de los pacientes hipertensos, exacerbando el descontrol de la presión arterial en la población estudiada. Esto pone en evidencia la necesidad de desarrollar estrategias alternativas, como telemedicina y programas de educación remota, para mantener la atención de las enfermedades crónicas en situaciones de emergencia.

Los hallazgos sugieren que la adherencia al tratamiento farmacológico y no farmacológico debe estudiarse con mayor profundidad, incorporando análisis de los determinantes psicosociales y culturales que influyen en el comportamiento de los pacientes. Esto podría conducir a intervenciones personalizadas y culturalmente relevantes que mejoren la eficacia del manejo de la HTA.

Recomendaciones

Sensibilizar a los pacientes sobre los beneficios del tratamiento no farmacológico, mediante charlas y materiales educativos que destaquen la importancia de mantener una dieta hiposódica, realizar actividad física regular, y eliminar hábitos nocivos como el tabaquismo y el consumo excesivo de alcohol

Incentivar a los pacientes a participar en actividades grupales, como clubes de hipertensos, que promuevan el cumplimiento de las recomendaciones médicas y refuercen la adherencia al tratamiento.

Implementar talleres periódicos dirigidos a pacientes y sus familias sobre el manejo de la HTA, sus complicaciones y los beneficios de cumplir con el tratamiento farmacológico y no farmacológico.

Mantener un sistema de registro actualizado de los pacientes hipertensos para monitorear su adherencia, estado de salud y acceso a recursos médicos.

Gestionar recursos para asegurar el suministro continuo de medicamentos esenciales y simplificar los esquemas de tratamiento con opciones como terapias combinadas en un solo comprimido.

Establecer un programa de visitas domiciliarias para pacientes con dificultades de acceso al centro de salud, especialmente aquellos de edad avanzada o con movilidad limitada.

Incentivar proyectos de investigación relacionados con la adherencia al tratamiento de enfermedades crónicas no transmisibles, particularmente en poblaciones vulnerables.

Involucrar a estudiantes de medicina y enfermería en actividades comunitarias, fortaleciendo la relación entre la academia y la sociedad para mejorar la salud pública.

Dotar al ambulatorio con los recursos necesarios, incluyendo equipos médicos, medicamentos y personal capacitado, para mejorar la calidad de la atención.

Implementar campañas nacionales para educar a la población sobre la HTA, sus riesgos y la importancia del tratamiento.

Mejorar el monitoreo y análisis de datos epidemiológicos para guiar políticas públicas más efectivas en el control de la HTA.

REFERENCIAS

Apaza G. Adherencia al tratamiento y control de la hipertensión arterial en los pacientes Del Programa de hipertensión arterial de ESSALUD - red Tacna, febrero 2013. Tesis de grado, Universidad Nacional Jorge Basadre Grohmann, Tacna, Perú. Disponible en: http://repositorio.unjbg.edu.pe/handle/UNJBG/2389

Appel LJ, Moore TJ, Obarzanek E, Vollmer WM, Svetkey LP, Sacks FM, et al. A clinical trial of the effects of dietary patterns on blood pressure. N Engl J Med. 1997; 336: 1117-24. Disponible en: https://www.nejm.org/doi/full/10.1056/NEJM199704173361601

Berg KM, Arnsten JH. Practical and conceptual challenges in measuring antiretroviraladherence. J Acquir Immune Defic Syndr. 2010; 43(1): 1-16.Disponible en: https://www.ncbi.nlm.nih.gov/pmc/articles/PMC2866146/

Bragulat E, Antonio MT. Tratamiento farmacológico de la hipertensión arterial: fármacos antihipertensivos 2001; Elsevier Medicina Integral 37(5): 215-21 [citado 2021 Jul 27]; Disponible en: https://www.elsevier.es/es-revista-medicina-integral-63-articulo-tratamiento-farmacologico-hipertension-arterial-farmacos-10022764.

Carhuallanqui R, Diestra G. AdherencAdherencia al tratamiento farmacológico en pacientes hipertensos atendidos en un hospitalhohospital general. http://www.scielo.org.pe/pdf/rmh/v21n4/v21n4ao4.pdf.

Carrera Y, et al. Cuestionario Internacional de actividad física (IPAQ). Revista Enfermería del Trabajo 2017; 7: I1(49-54). Disponible en: https://dialnet.unirioja.es/descarga/articulo/5920688.pdf.

Castillo, Angélica y colaboradores, factores asociados a la adherencia del tratamiento antihipertensivo en mayores de 55 años, en los hospitales Santa Rosa de Tenjo y Santa Matilde Madrid en el periodo marzo-abril de 2017. Disponible en: https://vdocumento.com/factores-asociados-a-la-adherencia-del-tratamiento-castillo-casanova-angelica.html.

Chacón, Javier Evaluación del control de la presión arterial y la adherencia terapéutica en hipertensos seguidos en el Programa de Salud Cardiovascular (PSCV). Asociación con características clínicas, socioeconómicas y psicosociales Rev Chil Cardiol 2015; 34: 18-27. Disponible en: https://www.scielo.cl/scielo.php?Pid=S0718-85602015000100002&script.

Chobanian, A. V., Bakris, G. L., Black, H. R., Cushman, W. C., Green, L. A., Izzo, J. L., ... & Roccella, E. J. (2003). The Seventh Report of the Joint National Committee on Prevention, Detection, Evaluation, and Treatment of High Blood Pressure: The JNC 7 Report. *JAMA*, 289(19), 2560-2572. https://doi.org/10.1001/jama.289.19.2560.

Cruz A, León F, Hernández H, Hernández. Regulación normal de la presión arterial sistémica. Revista Mexicana de Cardiología 2004. Asociación Nacional de Cardiólogos de México. Disponible en: https://www.medigraphic.com/pdfs/cardio/h-2004/h041e.pdf.

Cornelissen, V. A., & Smart, N. A. (2013). Exercise training for blood pressure: A systematic review and meta-analysis. *Journal of the American Heart Association*, 2(1), e004473. https://doi.org/10.1161/JAHA.112.004473.

Ehret, G. B., Ferreira, T., Chasman, D. I., Jackson, A. U., Schmidt, E. M., Johnson, T., ... & Willer, C. J. (2016). The genetics of blood pressure regulation and its target organs from association studies in 342,415 individuals. *Nature Genetics*, 48(10), 1171–1184. https://doi.org/10.1038/ng.3667.

Espinosa M. Adherencia al tratamiento no farmacológico en pacientes hipertensos (México 2015) TUXTLA GUTIÉRREZ, CHIAPAS. 2015 disponible: https://repositorio.unicach.mx/handle/20.500.12753/536.

Estudio Venezolano de Salud Cardiometabólica (EVESCAM). 7 millones 400 mil venezolanos hipertensos, 2 millones 400 mil diabéticos y más de 8 millones de prediabéticos. 2017 [citado 2021 Jul 25]; Disponible en: http://estudioevescam.info.ve/jornadas/362/7-millones-400-mil-venezolanos-hipertensos-2-millones-400-mil-diabeticos-y-mas-de-8-millones-de-prediabeticos/.

Estruch R, Ros E, Salas-Salvadó J, Covas MI, Corella D, Arós F, et al. Primary prevention of cardiovascular diseases with a mediterranean diet supplemented with extra-virgin olive oil or nuts. N Engl J Med. 2018; 378: e34. Disponible en: https://www.nejm.org/doi/10.1056/NEJMoa1800389.

Ernst, M. E., & Moser, M. (2009). Use of diuretics in the treatment of hypertension. *The New England Journal of Medicine*, 361(22), 2153–2164. https://doi.org/10.1056/NEJMra0907219.

Fernández G. Y colaboradores, Protocolo de seguimiento del paciente hipertenso Servicio de Nefrología. Hospital Universitario Marqués de Valdecilla. Santander Medicine. 2007;9(82):5310-5314 Disponible en: https://www.researchgate.net/publication/250773533_Protocolo_de_seguimiento_del_paciente_hipertenso.

Flegal, K. M., Kruszon-Moran, D., Carroll, M. D., Fryar, C. D., & Ogden, C. L. (2016). Trends in obesity among adults in the United States, 2005 to 2014. *JAMA*, 315(21), 2284–2291. https://doi.org/10.1001/jama.2016.6458.

Formentín-Zayas M, Carbajales-León E, Medina-Fuentes G, Formentín-Zayas D, Formentín-Zayas M. Adherencia terapéutica en pacientes hipertensos de un consultorio médico perteneciente al Policlínico Universitario "Joaquín de Agüero y Agüero". Revista Información Científica 2021; 100(4): 1-11. Disponible en: http://scielo.sld.cu/scielo.php?script=sci_arttext&pid=S1028-99332021000400001.

Galán M, Campos M, Pérez S. Efectos del tabaquismo sobre la presión arterial de 24 h - evaluación mediante monitoreo ambulatorio de presión arterial (MAPA). Rev cubana med 2004; v.43 n.5-6. Ciudad de la Habana. [citado 2021 Sept 24]; Disponible en: http://scielo.sld.cu/scielo.php?script=sci_arttext&pid=S0034-75232004000500009.

García AM, Leiva F, Martos F, García AJ, Prados D, Sánchez et al. ¿Cómo diagnosticar el cumplimiento terapéutico en atención primaria? Medicina de Familia (And). 2000; 1(1):13-

19.Disponibleen:https://www.researchgate.net/publication/284610209_Como_diagnosticar_el_cumplimiento_terapeutico_en_Atencion_Primaria.

Gavilán-Moral E, Villafaina-Barroso A. Polimedicación y Salud. Estrategias para la adecuación terapéutica. 2011. ISBN: 978-27119-2011.

Gearing RE, Townsend L, MacKenzie M, Charach A. Reconceptualizing medication adherence: six phases of dynamic adherence. Harv Rev Psychiatry. 2011; 19 (4): 177-89.Disponible en: https://journals.lww.com/hrpjournal/Abstract/2011/07290/Reconceptualizing_Medication_Adherence__Six_Phases.1.aspx.

Grillo A, Salvi L, Coruzzi P, Salvi P, Parati G. Sodium intake and hyper- tension. Nutrients 2019; 11: 1970. Disponible en: https://www.mdpi.com/2072-6643/11/9/1970/htm.

Haynes RB. Introduction. En: Haynes RB, Taylor DW, Sackett DL, eds. Compliance in health care Baltimore: John Hopkins University Press; 1979, 1-7.

Hassan, Bashar and Arawi, Thalia. The care for non-COVID-19 patients: a matter of choice or moral obligation. Frontiers in Medicine (2020) Disponible en: https://www.frontiersin.org/articles/10.3389/fmed.2020.564038/full.

He, F. J., Li, J., & Macgregor, G. A. (2013). Effect of longer-term modest salt reduction on blood pressure. *BMJ*, 346, fH1325. https://doi.org/10.1136/bmj.f1325.

Hernández-Hernández R, Dui A, Octavio-Seijas J y cols. Results of May Measurement Month 2018 campaign in Venezuela. European Heart Journal Supplements (2020) 22 (Supplement H), H135–H138. The Heart of the Matter. [citado 2021 Jul 26]; Disponible en: doi:10.1093/eurheartj/suaa048. European Society of Cardiology.

Ho M, Chris L, Bryson, John S, Rumsfeld. Medication Adherence, Its Importance in Cardiovascular Outcomes. Circulation. 2009. Disponible en: https://www.ahajournals.org/doi/10.1161/CIRCULATIONAHA.108.768986.

Holguín L, Correa D, Arrivillaga M, Cáceres D, Varela M. Adherencia al tratamiento de hipertensión arterial: efectividad de un programa de intervención biopsicosocial. Univ. Psychol. 2006; 5(3): 535- 47. Disponible en: http://www.scielo.org.co/pdf/rups/v5n3/v5n3a09.pdf.

Ingaramo RA, Vita N, Bendersky M, et al. Estudio nacional sobre adherencia al tratamiento. Rev Fed Argentina Cardiol 2005; 34:104-111. Disponible en: https://www.imbiomed.com.mx/articulo.php?Id=83426.

International Society of Hypertension Global Hypertension Practice Guidelines Thomas Unger, Claudio Borghi, Fadi Charchar, Nadia A. Khan, Neil R. Poulter, Dorairaj Prabhakaran, Agustin Ramirez, Markus Schlaich, George S. Stergiou, Maciej Tomaszewski, Richard D. Wainford, Bryan Williams, Aletta E. Schutte Originally published 6 May 2020 [citado 2021 Jul 26]; Disponible en: https://doi.org/10.1161/HYPERTENSIONAHA.120.15026Hypertension.2020;75:1334-1357.

Lanas, kine y colaboradores, rol del tabaquismo en el riesgo cardiovascular global. Departamento de Medicina Interna y Centro de Excelencia CIGES. Universidad de La Frontera. Temuco, Chile Disponible en: https://www.elsevier.es/es-revista-revista-medica-clinica-las-condes-202-articulo-rol-del-tabaquismo-el-riesgo-S0716864012703711.

Libertad MA. Acerca del concepto de adherencia terapéutica. Rev Cub Salud Pública [revista en la Internet]. 2004 dic [citado 2021 Jul 28]; 30(4): Disponible en: http://scielo.sld.cu/scielo.php?script=sci_arttext&pid=S0864346620040004000008&lng=es

Liu Q, Ayoub-Charette S, Ahmad Khan T, Au-Yeng F, Blanco Mejia S, De Souza RJ, et al. Important food sources of fructose-containing sugars and incident hypertension: a systematic review and dose-response me- ta-analysis of prospective cohort studies. J Am Heart Assoc. 2019; 8: e010977. Disponible en: https://www.ahajournals.org/doi/epub/10.1161/JAHA.118.010977.

López-Jaramillo, P., Coca, A., Sánchez, R., Zanchetti, A., & Lanas, F. (2016). Hypertension in Latin America: Current perspectives on trends and characteristics. *Hipertensión*, 33(1), 18-26.

López Vázquez, SA, Chávez Vega, R. Adherencia al tratamiento antihipertensivo en pacientes mayores de 60 años. Revista Habanera de Ciencias Médicas 2016; 15(1). [citado 2021 Jul 29]; Disponible en:http://scielo.sld.cu/scielo.php?script=sci_arttext&pid=S1729-519X2016000100006&lng=es&tlng=es.

Maldonado-Reyes FJ, Vázquez-Martínez VH, Loera-Morales J, Ortega-Padrón M. Prevalencia de adherencia terapéutica en pacientes hipertensos con el uso del cuestionario Martín-Bayarre-Grau. Aten Fam. 2016; 23(2):48-52. Disponible en: https://www.medigraphic.com/cgi-bin/new/resumen.cgi?IDARTICULO=64209.

Mijares-Seminario R, Rincón-Osorio E, Azpurua L, Rodriguez Y, Herera H. La hipertensión arterial en Venezuela y sus factores determinantes. Rev. Salud Pública 2017; 19 (4): 562-566. Disponible en: http://www.scielo.org.co/pdf/rsap/v19n4/0124-0064-rsap-19-04-00562.pdf.

Min-Ju Kim, Nam.KyooLim, Sun-Ja Choi, Hyun-Young Park, (2015) Hypertension is an independent risk factor for type 2 diabetes: the Korean genoma and epidemiology study, Japanace Society of Hipertension.2015; 38:783-789; [citado 2021 Jul 26]; Disponible en: DOI:10.1038/hr.2015.72; published online 16 July 2015.

Morisky, D. E., Ang, A., Krousel-Wood, M., & Ward, H. J. (2008). Predictive validity of a medication adherence measure in an outpatient setting. *Journal of Clinical Hypertension*, 10(5), 348–354. https://doi.org/10.1111/j.1751-7176.2008.07572.x

Murray, C. J. L., & Lopez, A. D. (2020). Measuring the global burden of disease. *The Lancet*, 396(10258), 1223–1249. https://doi.org/10.1016/S0140-6736(20)30925-5.

Nguyen, G., Delarue, F., Burcklé, C., Bouzhir, L., Giller, T., & Sraer, J. D. (2014). The renin-angiotensin system: Local and global roles in health and disease. *Journal of Molecular Medicine*, 78(5), 180–195.

Neter JE, Stam BE, Kok FJ, Grobbee DE, Geleijnse JM. Influence of weight reduction on blood pressure: a meta-analysis of randomized con- trolled trials. Hypertension 2003; 42: 878-84. Disponible en: https://pubmed.ncbi.nlm.nih.gov/12975389/.

Nogués X, Sorli ML, Villar J. Instrumentos de medida de adherencia al tratamiento. An Med Interna 2007; 24(3):138-4. Disponible en: https://scielo.isciii.es/pdf/ami/v24n3/revision1.pdf.

Organización Mundial de la Salud. Enfermedades no transmisibles; 2021 [citado 2021 Jul 23]; Disponible en: https://www.who.int/es/news-room/fact-sheets/detail/noncommunicable-diseases.

OMS, notas descriptivas: Actividad física. Disponible en: https://www.who.int/es/news-room/fact-sheets/detail/physical-activity.

Organización Mundial de la Salud. Adherencia a los tratamientos a largo plazo. Pruebas para la acción; 2004 [citado 2021 Jul 26]; Disponible en: https://iris.paho.org/bitstream/handle/10665.2/41182/adherencia-largo-plazo.pdf?sequence=1&isAllowed=y.

Organización Mundial de la Salud. Información general sobre la hipertensión en el mundo: Una enfermedad que mata en silencio, una crisis de salud pública mundial; 2013 [citado 2021 Jul 24]; Disponible en: https://apps.who.int/iris/bitstream/handle/10665/87679/WHO_DCO_WHD_2013.2_spa.pdf?sequence=1&isAllowed=y.

Organización Panamericana de la Salud. Enfermedades no transmisibles; 2021 [citado 2021 Jul 23]; Disponible en: https://www.paho.org/es/temas/enfermedades-no-transmisibles.

Organización Panamericana de la Salud. Hipertensión. 2020 [citado 2021 Jul 26]; Disponible en: https://www.paho.org/es/temas/hipertension.

Organización Panamericana de la Salud. La hipertensión arterial afecta a 1.130 millones de personas, según un nuevo estudio. [citado 2021 Jul 25]; Disponible en: https://www.who.int/cardiovascular_diseases/publications/high-blood-pressure/en/.

Ortega J. Y colaboradores Adherencia terapéutica: un problema de atención médica, Acta Médica Grupo Ángeles. Volumen 16, No. 3, julio-septiembre 2018 Disponible: http://www.scielo.org.mx/pdf/amga/v16n3/1870-7203-amga-16-03-226.pdf.

Ortiz Vázquez, Bandera Ramírez, González Gámez. Adherencia terapéutica y conocimientos sobre hipertensión arterial en una muestra de pacientes adultos Disponible en: http://scielo.sld.cu/scielo.php?script=sci_arttext&pid=S102930192019000400632&lng=es &nrm=iso&tlng=es.

Osterberg L, Blaschke T. Adherence to medication. N Engl J Med. 2005; 353 (5): 487– 497. Disponible en: https://www.nejm.org/doi/full/10.1056/NEJMra050100.

Peralta ML, Carbajal-Pruneda P. Adherencia al tratamiento. Rev Cent Dermatol Pascua 2008; 17(3): 84-8.Disponible en: https://www.medigraphic.com/pdfs/derma/cd-2008/cd083b.pdf.

Perin, Milena y colaboradores. Caracterización del consumo de sal entre hipertensos según factores sociodemográficos y clínicos. Rev. Latino-Am. Enfermagem 21(5): [09 pantallas] sept.-oct. 2013. Disponible en: https://www.scielo.br/j/rlae/a/ShRyf9tYQycmwshzrJWVtMv/?lang=es&format=pdf.

Pescatello, L. S., Franklin, B. A., Fagard, R., Farquhar, W. B., Kelley, G. A., & Ray, C. A. (2015). Exercise and hypertension. *Medicine & Science in Sports & Exercise*, 36(3), 533– 553. https://doi.org/10.1249/01.MSS.0000115224.88514.3A.

Ramírez, A., Ramírez, J., Borrell, J. Adherencia terapéutica antihipertensiva y factores asociados al incumplimiento en el primer nivel de atención en Cienfuegos, 2019. Revista Cubana de Farmacia. 2020; 53(1): e385 [citado 2021 Jul 28]; Disponible en: http://revfarmacia.sld.cu/index.php/far/article/view/385.

Ruiz Mori E. Riesgo y Prevención Cardiovascular. Sociedad Peruana de Cardiología; 2016 [citado 2021 Jul 23]; Disponible en: http://www.sscardio.org/wp-content/uploads/2016/11/RIESGO-CARDIOVASCULAR-V44-copia.pdf.

Russo V, Aparicio J, Becerra C, Castillo C y cols. Hipertensión arterial y percepción de soledad social en habitantes mayores de 55 años. Barquisimeto, Venezuela. Revista Venezolana de Salud Pública, 2020; 8 (1). Universidad Centroccidental Lisandro Alvarado. Disponible en: https://revistas.uclave.org/index.php/rvsp/article/view/2874.

Real Academia Española. [Página en Internet]. España: DRAE; c2010 [actualizada 16 febrero 2010; citado 2021 Jul 28]. Disponible en: http://lema.rae.es/drae/?val=adherencia.

Sacks, F. M., Svetkey, L. P., Vollmer, W. M., Appel, L. J., Bray, G. A., Harsha, D., ... & Obarzanek, E. (2001). Effects on blood pressure of reduced dietary sodium and the Dietary Approaches to Stop Hypertension (DASH) diet. *The New England Journal of Medicine*, 344(1), 3–10. https://doi.org/10.1056/NEJM200101043440101.

Soca Pedro EM. la hipertensión arterial: un alto riesgo para individuos sedentarios. ACIMED.   2009   Ago;   20(2).   Disponible   en: http://scielo.sld.cu/scielo.php?script=sci_arttext&pid=S1024-94352009000800007.

Turnpenny P, Ellard S.Emery´s Elements of Medical Genetics.13 ed; Elsevier, USA. 2007. United Kingdom, department of health. Alcohol Units – A brief guide 2008. Disponible en: https://lx.iriss.org.uk/sites/default/files/resources/Alcohol%20Units%20a%20brief%20guid e.pdf.

United Kingdom, department of health. Alcohol Units – A brief guide 2008. Disponible en: https://lx.iriss.org.uk/sites/default/files/resources/Alcohol%20Units%20a%20brief%20guid e.pdf.

Vásquez A, Zigankoff, A, Saldivia, M, Zambrano, D, Sánchez, C, Villasmil, M. y cols. Frecuencia y caracterización de pacientes pluripatológicos que acuden a un ambulatorio urbano en Lara – Venezuela. Revista Venezolana de Salud Pública 2021; 9 (1) 37-50. ISSN (I)   2343-5526   (E)   2343-5534.   Disponible   en: http://portal.amelica.org/ameli/jatsRepo/234/2342195004/index.html.

Vílchez J. Factores asociados a la adherencia terapéutica en pacientes con hipertensión arterial del Hospital III José Cayetano Heredia - ESSALUD-Piura, enero a diciembre 2017. Tesis de grado, Universidad Nacional de Piura. 2018. Disponible en: https://repositorio.unp.edu.pe/handle/UNP/1219?Show=full.

Vrijens, B., De Geest, S., Hughes, D. A., Przemyslaw, K., Demonceau, J., Ruppar, T., ... & ABC Project Team. (2012). A new taxonomy for describing and defining adherence to medications. *British Journal of Clinical Pharmacology*, 73(5), 691–705. https://doi.org/10.1111/j.1365-2125.2012.04167.x.

Wagner-Grau P. Fisiopatología de la hipertensión arterial. Presidente, Sociedad Peruana de Hipertensión Arterial An Fac med. 2010;71(4):225-9 Disponible en: http://www.scielo.org.pe/pdf/afm/v71n4/a03v71n4.pdf.

Weschenfelder Magrini D, Gue Martini J. Hipertensión arterial: principales factores de riesgo modificables en la estrategia de salud de la familia. Enfermería global 2012, 26: 344-353. Disponible en:https://scielo.isciii.es/scielo.php?script=sci_arttext&pid=S1695-61412012000200022.

Whelton PK, Carey RM, Aronow WS, Casey DE, Collins KJ, Himmelfarb CD, et al. 2017 ACC/AHA/AAPA/ABC/ACPM/AGS/APhA/ ASH/ASPC/NMA/PCNA Guideline for the Prevention, Detection, Evaluation, and Management of High Blood Pressure in Adults: A Report of the American College of Cardiology/American Heart Association Task Force on Clinical Practice Guidelines. Hypertension. 2017; 71: e13-e115. Disponible en: https://www.ahajournals.org/doi/epub/10.1161/HYP.0000000000000066.

Williams B, Mancia G, Spiering W, Rosei EA, Azizi M, Burnier M, et al. 2018 ESC/ESH Guidelines for the Management of Arterial Hypertension. Eur Heart J. 2018; 39(33):3021-310. Disponible en: https://watermark.silverchair.com/ehy339.pdf

Wood AM, Kaptoge S, Butterworth AS, Willeit P, Warnakula S, Bolton T, et al. Risk thresholds for alcohol consumption: combined analysis of individual-participant data for 599 912 current drinkers in 83 prospective studies. Lancet 2018; 391:1513-23. Disponible en:

https://www.thelancet.com/journals/lancet/article/PIIS0140-6736(18)30134-X/fulltext#seccestitle70.

Wright TJ, Dunn JK, Cutler JA, Davis BR, Cushman WC, Ford CE, et al. Outcomes in hypertensive black and nonblack patients treated with chlor- thalidone, amlodipine, and Lisinopril. JAMA 2005; 293: 1595-608. Disponible en: https://jamanetwork.com/journals/jama/fullarticle/200638.

Zigankoff, A y cols. Riesgo de Desarrollar Diabetes Mellitus Tipo 2 en pacientes hipertensos. Ambulatorio Urbano tipo II Ramón E. Gualdrón. Barquisimeto Estado Lara. "Por aparecer".

Zuñiga JA. Medication adherence in hispanics to latent tuberculosis treatment: a literature review. J Immigrant Minority Health. 2012; 14(1): 23–29. Disponible en: https://link.springer.com/article/10.1007%2Fs10903-010-9393-x.

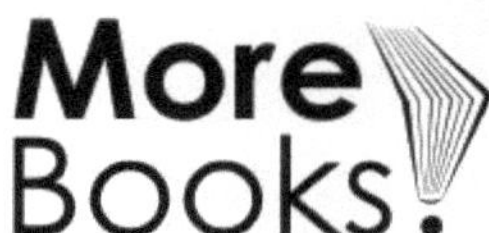

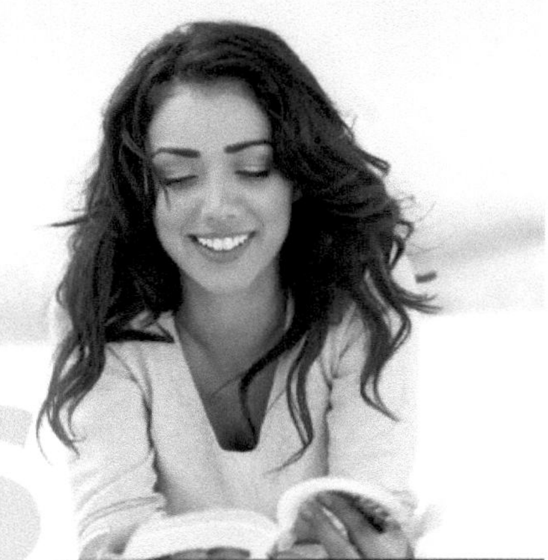

yes
I want morebooks!

Buy your books fast and straightforward online - at one of world's fastest growing online book stores! Environmentally sound due to Print-on-Demand technologies.

Buy your books online at
www.morebooks.shop

¡Compre sus libros rápido y directo en internet, en una de las librerías en línea con mayor crecimiento en el mundo! Producción que protege el medio ambiente a través de las tecnologías de impresión bajo demanda.

Compre sus libros online en
www.morebooks.shop

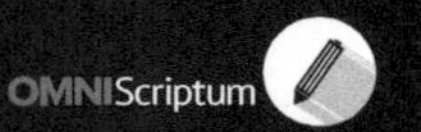

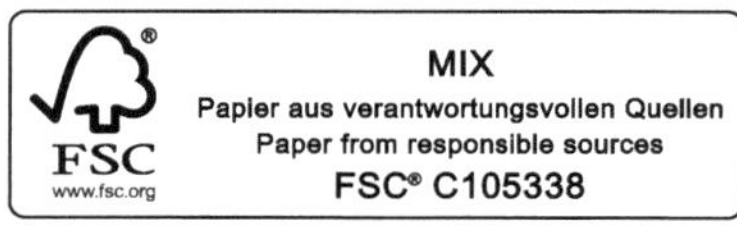

Printed by Books on Demand GmbH, Norderstedt / Germany